Frank

W0191462

Von Hans-Ulrich Grimm ist außerdem erschienen:

Aus Teufels Topf

Über den Autor:

Hans-Ulrich Grimm, Jahrgang 1955, war von 1989 bis 1996 Redakteur des *Spiegel*. Er lebt als freier Autor in Stuttgart.

Hans-Ulrich Grimm

Die Suppe lügt

Die schöne Welt des Essens

Knaur

Besuchen Sie uns im Internet:
www.droemer-knaur.de

Vollständige Taschenbuchausgabe März 1999
Droemersche Verlagsanstalt Th. Knaur Nachf., München
Copyright © 1997 by J. G. Cotta'sche Buchhandlung Nachfolger GmbH,
gegr. 1659, Stuttgart
Umschlaggestaltung: Agentur Zero, München
Umschlagabbildung: Dietrich Ebert
Druck und Bindung: Ebner & Spiegel, Ulm
Printed in Germany
ISBN 3-426-77402-X

15 14

Inhalt

1. Diskrete Weltmacht:
Die Geschmacks-Industrie

Über einen erstaunlich bescheidenen Konzern in New York. Wozu
Bäcker einen Geheimdienst brauchen. Sinnestäuschung von früh bis
spat, von Müsli bis Spinat. Jeden Tag ein Pfund Essen mit Geschmack
aus der Retorte.

Natürlich kann man einen Konzern nicht vollständig verstek-
ken. Aber man kann es versuchen.

Zum Beispiel in New York, mitten in Manhattan. Die Gegend um den Central Park ist dafür ideal: Ein unauffälliger
Ort, sehr belebt, tagsüber und auch abends. Musikfreunde
gehen zur Carnegie Hall, um japanischen Philharmonikern
zu lauschen oder dem New Yorker Schwulenchor. Junge
Menschen steuern das Hard Rock Café an oder stehen
Schlange vor dem Lokal Planet Hollywood, Arnold Schwar-
zeneggers Traumfabrik-Filiale.

Das Hauptquartier des Konzerns liegt noch ein bißchen ab-
seits, hinunter Richtung Hudson River. Die Straße führt
leicht bergab, immer weniger Menschen sind zu sehen. Die
Häuser sind hier, in der Nähe des Hafens, von unterschied-
licher Schönheit: Neben schicken Apartmenthäusern stehen
heruntergekommene Altbauten, mit Graffiti auf rotem Back-
stein, rostigen Feuerleitern, glaslosen Fensterhöhlen. Die
Geschäftswelt ist ebenfalls von gemischter Güte: ein China-
restaurant namens »Ocean Dragon«, ein Wahrsagerladen namens »Psychic«. Ein Fordhändler, und daneben das Hauptquartier des Konzerns.

Eine Fassade aus rosa Granit und dunklem, undurchsichti-
gem Glas, ein kleiner Eingang rechts an der Seite, daneben

drei Buchstaben aus glänzendem Messing: IFF. Sehr unauffällig. Es gibt nichts Pompöses, kein ehrfurchtheischendes Portal, keine Auffahrt für Limousinen, nur auf der Rückseite Laderampen für Lastwagen.

521 West 57th Street, New York, NY 10019. In Sachen Geschmack ist das die allererste Adresse. Hier wird der Duft der großen weiten Welt komponiert, hier werden die Gaumenfreuden für den ganzen Globus geplant, hier werden die Sinnesillusionen von morgen festgelegt. IFF, das steht für International Flavors & Fragrances, der Welt größter Hersteller von Duft- und Geschmacksstoffen.

Wenn er sich schon nicht vollständig verstecken kann, so gibt sich der Konzern möglichst wenig zu erkennen. Auskünfte für die Öffentlichkeit, eine Presseabteilung gibt es nicht. Eine Werbeagentur ist ebenfalls entbehrlich. Bei Branchentreffen, auf Messen in Paris, Sao Paulo, Singapur und Tokio taucht der Weltmarktführer des Geschmacks nicht auf. Selbst wohlsortierte Archive und internationale Datenbanken können nur mit dürftigen Informationen dienen: Jahresumsatz etwa 1,1 Milliarden Dollar, Zahl der Beschäftigten etwa 4200. Mehrere Produktionsstätten in den USA, mehrere Filialen in Europa. Die geben sich genauso geheimnisvoll wie die Zentrale am Hudson: »Aus firmenpolitischen Gründen« könne sie leider »keine Einzelheiten« zu ihren »geschäftlichen Tätigkeiten preisgeben«, teilt etwa die Geschäftsleitung der deutschen Niederlassung auf Anfrage mit.

Merkwürdig: Dieser Konzern beeinflußt, was Millionen von Menschen essen und ob es ihnen mundet. Er herrscht über den Geschmack von Fertigsuppen und Dosenfleisch, Mikrowellensnacks und Tiefkühlpizza. Die Firma ist enorm innovativ, erfindet ständig neue Aromen und Eß-Erlebnisse. Sie hätte also durchaus Interessantes mitzuteilen. Das erfahren indessen nur die Kunden von IFF, nicht aber die Öffentlichkeit.

Ihre Geruchsabteilung bietet beispielsweise Düfte an, die in

Geschäften als Lockstoff dienen und die Kunden zum Kauf animieren sollen. Auch können Firmen per Beduftung von Büros und Fabriken den Arbeitseifer ihrer Beschäftigten ein bißchen heben. Für die Planung von Klima-Anlagen mit bewußt nicht wahrnehmbaren, leicht manipulativen Beigaben hat IFF ein Merkblatt zusammengestellt, das über die Wirkungen der verschiedenen Gerüche auf die Psyche Auskunft gibt.

Gegen Ärger und Zorn, in vielen Firmen ja leider an der Tagesordnung, soll beispielsweise Melisse helfen, gegen Neid und Mißgunst, die die Produktivität ganzer Büro-Etagen bremsen, wirkt Rosenduft Wunder. Depression und Melancholie verscheucht ein Hauch von Basilikum, den Kummer das Majoran. Gegen das Mißtrauen, das heute Konsumenten oft hegen, sprühe man im Laden Lavendel, hypnotisch wirkt laut Merkblatt Kamille. Und im Falle von Apathie, die sowohl Kaufrausch als auch Arbeitseifer bremsen, rät IFF zu Wacholder.

Auch für die moderne Ernährung hat IFF einiges beigesteuert. Das US-Patent Nr. 4,985,261 vom 15. Januar 1991 sichert etwa eine Erfindung, mit der ein »Muskelfleischnahrungsmittel« in der Mikrowelle binnen weniger als 600 Sekunden bräunt und, dank eines speziellen Aroma-Puders, auch noch so schmeckt. Ein anderes Patent hat IFF für ein intelligentes Verfahren zur Aromaveränderung: Dank einer originellen Kombination von Chemikalien erzeugt es bei Nahrungsmitteln, Seifen und Waschpulvern eine schöne Erdbeernote, bei Zigaretten hingegen eine süß-fruchtige und zugleich holzige Note. Das Patent Nummer 4,988,532 vom 29. Januar 1991 schließlich schützt ein Verfahren, mit dem die Süßkraft von künstlichen Süßstoffen verstärkt, der »unangenehme Nachgeschmack« eliminiert und auch die unerwünschte Bitternis etwa bei Industriesuppen beseitigt werden kann.

Doch all das will der bescheidene Konzern gar nicht an die große Glocke hängen, er laboriert still im Winkel, bleibt inmitten einer schrillen Welt mit Fernsehwerbung, Leuchtreklame, Radiospots fast rumpelstilzchenhaft ruhig: »Ach, wie gut, daß niemand weiß…«

Wo der Branchenprimus so bescheiden ist, da wollen sich die anderen Geschmacks-Industriellen auch nicht in den Vordergrund drängen: die Firmen Flachsmann in der Schweiz, Tastemaker in Großbritannien, Aralco in Frankreich, Dragoco oder Haarmann & Reimer in Deutschland. »Wir sind eine sehr zurückhaltende Branche«, sagt lächelnd einer der leitenden Herren von Haarmann & Reimer. Auch über ihre Abnehmer sagen die Aromaproduzenten ungern etwas oder gar zu den Produkten, denen sie Geschmack verleihen: »Da möchte ich keine Äußerung machen, wo wir vertreten sind«, sagt etwas gewunden ein Manager von Tastemaker. Dabei ist der Geschmack aus seinem Hause weit verbreitet: 250 Millionen Dollar Umsatz macht die Firma im Jahr.

Kaum einer kennt sie, doch ihre Produkte sind in aller Munde, von früh bis spät: Wer morgens »Nesquik« trinkt, schluckt Geschmack aus dem Labor, wer lieber Jacobs Kaffee »Amaretto« mag, ebenfalls. Müllers »Knusper Joghurt Schoko Müsli« ist schmackhaft dank der Künste der Chemiker. Auch Pfannis »Bauernfrühstück«, die »Pasta du Chef« von Maggi oder die 5-Minuten-Terrine »Asia« – alles Aroma. Der »Würz-Spinat« von Iglo, Marke »Grüne Küche«, ja sogar die jungen Erbsen (»Sehr Fein«) von Bonduelle – nichts schmeckt ohne die Zutat aus der Retorte.

Wer abends gern knabbert, kommt auch kaum darum herum: Chio Chips »Paprika«, Gold-Fischli »Gourmet Crakker« – der Tag geht, Aroma bleibt.

Ein Entweichen ist schwer möglich: Auch die Firma Pillsbury hat für ihre »Original französische Croissants« Marke »Knack & Back« das Fabrik-Aroma in den Teig gemischt, die Feinschmeckerfirma »Lacroix« peppt damit ihren Hummerfonds auf. Die simple Vollmilchschokolade von Lindt, laut Packungsaufdruck nach »Original Schweizer Rezept« hergestellt, enthält die moderne Geschmacks-Zutat, ebenso der »Natur Joghurt mild« von der Bioland-Molkerei im bayrischen Andechs, Geschmacksrichtung Erdbeere.

Labor-Aroma ist die Leitsubstanz der modernen Lebensmittelproduktion. Ohne die geheimnisvollen Pülverchen und Säfte wären die Industrieprodukte im Supermarkt ungenießbar und damit unverkäuflich. Aroma ist nötig, um geschmacklose Rohstoffe aufzuwerten, Aroma ist wichtig, um den unangenehmen Beigeschmack der Lebensmitteltechnik zu übertünchen (»maskieren«, wie das in der Fachsprache der Chemie-Künstler heißt). Denn die hochtechnische Produktion treibt den Dingen zuerst den Geschmack aus: Die Agro-Industrie hat Tomaten, Kartoffeln, Blumenkohl so optimiert, daß sie den industriellen Bedürfnissen entsprechen, sie sind pflegeleicht, schnellwachsend, ertragsstark. Der Geschmack spielt dabei natürlich nicht die wichtigste Rolle, die Agro-Industrie will ihre Erzeugnisse ja nicht essen, sondern verkaufen.

Der letzte Rest an Geschmack von Blumenkohl, Sellerie, Hühnchen bleibt dann irgendwo zwischen Fließbändern und Maschinenstraßen auf der Strecke. Die Lebensmittelindustrie bekommt diese Erzeugnisse schon ziemlich geschmacksneutral in getrocknetem, zerlegtem, vorbehandeltem Zustand. Den Hummer als Pulver, das Huhn, das in die Suppe soll, in Form von Kügelchen, die aussehen wie Nescafé. Die Rohstoffe müssen besondere Anforderungen erfüllen: Sie müssen möglichst lange halten. Sie müssen auch den härtesten Torturen in den Maschinen widerstehen. Und sie müssen, vor allem, billig sein.

Denn für gute, geschmackvolle Rohstoffe hat die Lebensmittelindustrie fast kein Geld mehr übrig: Das haben längst die Ingenieure kassiert, die die Suppen und Saucen konstruiert haben. Die Patentanwälte, die das Essen in der jeweiligen Konstruktion schützen ließen. Die Spediteure, die die Rohstoffe aus aller Welt herbeikarren. Und die Werbeagenturen, die im Fernsehen die Illusion erzeugen müssen, es handle sich dabei um echtes Essen, bei der Asia-Suppe um eine, die von echten Chinesen in einer traumhaft idyllischen Garküche zusammengeköchelt wurde. Und bei der Schokolade um eine, für die der bärtige Senn in postkartenschöner Bergwelt die rahmige Alpenmilch eigenhändig in die Milchkanne kippt. Ein Arbeiter mit dem Milchpulversack in der Fabrik oder eine stinkende Fischtrocknungsstätte würde sich im Fernsehen eben nicht so gut machen.

Das Problem ist nur: die Illusion, es handele sich dann etwa bei einem Produkt namens »Hühnersuppe« um eine solche, muß glaubhaft aus der Tüte rieseln und nach Begießen mit Wasser sinnlich so erscheinen.

Das ist nicht ganz einfach. Eine »Hühner-Suppe mit Nudeln« aus dem Hause Knorr beispielsweise enthält nur zwei Gramm »Trockenhuhn« in Form von Kügelchen. Das entspricht gerade mal sieben Gramm vom Fleisch eines echten Federviehs (»Naßhuhn« genannt). Damit kann natürlich kein Koch der Welt Hühnergeschmack in vier Teller Suppe zaubern. Knorr kann das – mit einem Gramm »Aroma«, dem Geschmack aus der Fabrik. Das gibt zwar keine echte Hühner-Suppe, aber immerhin eine »vergleichbare Lösung«, wie ein Knorr-Chemiker diese Flüssigkeit nennt. Preis: 1,59 Mark, im Sonderangebot 99 Pfennig bei Tengelmann.

Maggi macht das ähnlich: In der sogenannten »Rinds-Bouillon« hat die Firma 2,3 Gramm Rinderfett und mindestens 670 Milligramm Fleischextrakt pro Liter untergebracht. Mengenmäßig den größten Anteil nehmen laut Etikett andere Substanzen ein: Jodsalz, Aroma, Geschmacksverstärker (Natriumglutamat, E 631, E 627). Eigentlich ist es vermessen, das Erzeugnis nach jenen winzigen, im Milligrammbereich liegenden Spuren von Fleischextrakt zu taufen. Eigentlich müßte das Erzeugnis nach seinen wesentlichen Zutaten benannt werden: »Jodsalz-Aroma-Geschmacksverstärkerbouillon«.

Das klingt nicht sehr schön. Womöglich würden die Suppenfreunde ein solches Erzeugnis gar nicht auslöffeln wollen. Wenn aber die Wahrheit als Appetitbremse wirkt, bleibt nur die Kosmetik am Etikett.

Die Suppe lügt. Doch auch das Brot des Bäckers ist nicht immer ganz ehrlich, das Brötchen nicht, und selbst der Kuchen schwindelt.

Dafür sorgt beispielsweise die schwedische Firma Aromatic. Sie hat Niederlassungen in der Schweiz, in Deutschland, England, Österreich, Ungarn und Hongkong. Sie wendet sich, offenbar erfolgreich, an Bäckereien, die ihre Backwaren lieber industriell produzieren wollen. Die Schweden werben ihre Kundschaft mit fast konspirativer Verschwiegenheit, um Ingredienzen zu verkaufen, die die Backwaren billiger, schmackhafter und auch noch haltbarer machen: »Erzählen Sie uns von Ihrer Produktion, und wir werden sie gemeinsam verbessern. Niemand wird verstehen, wie Sie es gemacht haben. Das ist es, was wir ›Secret Service‹ nennen.« Der Geheimdienst des Bäckers arbeitet also konspirativ und professionell; wenn wir beim Kaffeekränzchen in den Plunder beißen, merken wir gar nichts.

Die diskreten Helfer der Lebensmittelindustrie operieren in einem Bereich, der Under-Cover-Einsätze sehr erleichtert, denn die Geschmacks-Manipulationen sind gleichsam unsichtbar, mit den menschlichen Sinnen kaum zu erfassen. Für Geschmacksveränderungen genügen oft unvorstellbar kleine Mengen chemischer Substanzen. Das 2-Acetyl-1-Pyrrolin, das für den Geschmack der Weißbrotkruste verantwortlich ist, wirkt schon in einer Dosis von 70 Millionstel Gramm pro Kilo. Und Menthenthiol löst mit nur 0,2 Milliardstel (0,000 000 000 2) Gramm pro Liter den Geschmackseindruck von frischem Grapefruitsaft aus.

Und von Filberton, jenem Stoff, der Joghurt beispielsweise nach Haselnüssen schmecken läßt, genügen winzige 5 Milligramm, um eine Million Liter Wasser zu aromatisieren.

Dennoch werden von den ultrawirksamen Substanzen erstaunliche Mengen verkauft: allein in Deutschland jährlich über 15 000 Tonnen, davon 5100 Tonnen an süßen Aromen und 5500 Tonnen an fruchtigen. Das reicht für 15 Millionen Tonnen Lebensmittel. Jeder Bundesbürger, vom Säugling bis zum Greis, nimmt also pro Tag 500 Gramm industriell aromatisierter Lebensmittel zu sich – die Hälfte der durchschnittlichen täglichen Nahrungs-Ration.

Und immer mehr Aroma-Kost aus der Retorte füllt unsere Mägen. Weltweit soll der Geschmacks-Umsatz nach Branchenschätzungen von etwa 5 Milliarden Dollar im Jahre 1994 auf 12 Milliarden Mark im Jahre 2000 steigen.

Merkwürdig: Die Menschen mögen offenbar das Essen, das vom Fließband kommt, immer lieber. Und sie wollen sich immer seltener selbst an den Herd stellen. Dabei haben sie noch nie so viel Freizeit gehabt wie heute, viele arbeiten nur noch 35 Stunden in der Woche oder auch, zumeist zwangsweise, gar nicht. Doch die vielen Mußestunden verbringen sie lieber mit Computerspielen oder im Kino, vor dem Fernseher oder im Fußballstadion. Das Wichtigste, Überlebensnotwendige, tagtäglich Unausweichliche, die Zubereitung ihres Essens überlassen sie lieber Ingenieuren, Technikern und Chemikern.

»In den Niederungen der deutschen Alltagskochkunst macht sich Verfall breit«, klagte die *Süddeutsche Zeitung* im Sommer 1996: »Ein ganzes Volk läuft Gefahr, sein Wissen über Fertigkeiten preiszugeben, das ihm von seinen Müttern und Vätern seit Urzeiten überliefert worden ist.« Anlaß für die küchenkulturpessimistische Klage waren Umfragen, wonach die Kompetenz am heimischen Herd rapide schwindet: Fast 40 Prozent aller Deutschen, so hatte die Deutsche Presse Agentur gemeldet, können kaum noch kochen. Eine andere Umfrage führte zu dem erschreckenden Ergebnis, daß von den Deutschen zwischen 20 und 30 Jahren nur noch jeder vierte in der Lage ist, einen Schokoladenpudding ohne Päckchen zuzubereiten.

»Schon in der nächsten Generation wird es niemanden mehr geben, der sich glücklich daran erinnert, wie seine Mutter gekocht hat«, klagte im zuständigen Fachorgan *Der Feinschmecker* Deutschlands Vorkoch Wolfram Siebeck: »Mutters spezielle Art, Pfannkuchen zu backen, ihr Hausrezept für Rindsgulasch – all das wird nicht mehr existieren in der Welt von morgen.«

In Deutschland stammt schon 75 Prozent alles Verzehrten aus industrieller Produktion, in den USA, dem Pionierland des modernen Lebens, sind es schon 95 Prozent. In der Mehrzahl der amerikanischen Mittelstandshaushalte wird schon überhaupt nicht mehr gekocht. Speisen, die am heimischen Herd gekocht werden, hätten in den USA schon einen Platz auf der »Liste vom Aussterben bedrohter Arten«, jubelte das Fachblatt *Food Technology*, das Zentralorgan der US-Lebensmittelingenieure. Die meistverzehrte Speise in den USA ist die Pizza, sie genössen die Amerikaner, wie *Food Technology* ermittelte, doppelt so oft wie Sex.

Immer nur Pizza und selten Sex, das ist natürlich Geschmackssache. Auch wenn die US-Kette Pizza-Hut, um die Lustbarkeiten anzunähern, ihre neue Kreation nach Pamela Anderson benannt hat, dem kurvigen TV-Star aus der Plansch-Serie »Baywatch«: »Pfannenpizza Pam«. Die schöne Pamela, die in 142 Ländern der Erde bewundert werden kann, ist das Symbol für die Globalisierung des Geschmacks. Und sie zeigt uns, unter anderem, eines: Nicht mehr auf die Salami kommt es an bei der Pizza, sondern auf die Aura.

So löst sich auch bei anderen Leckereien der Sinneseindruck zunehmend von seiner Bedeutung und dem natürlichen Ursprung, nicht nur bei Pizza: Die weltweit überbordende Lust auf Erdbeereis beispielsweise, Erdbeerjoghurt, Erdbeerdesserts ist durch echte Beeren längst nicht mehr zu befriedigen. Die gesamte Welt-Erdbeerernte würde grade reichen, um fünf Prozent des US-amerikanischen Bedarfs für Erdbeerprodukte zu decken.

Wenn es nur die echten Früchte gäbe, könnte also nur jeder zwanzigste US-Erdbeerfan befriedigt werden. Für italienische Erdbeerdessertfreunde, französische Erdbeermoussefans bliebe nichts, und auch in Deutschland könnte man, so sagt ein Qualitätskontrolleur von der bayrischen Großmolkerei Müller, ohne den Einsatz von Ersatz-Aroma »den Erdbeerjoghurt glatt vergessen«.

Solch virtuelle Genüsse gibt es in beeindruckender Vielfalt, rund um den Globus. Denn die Aromafabriken verkaufen weltweit die gleichen Geschmäcker.

Die US-Firma Bell Flavors & Fragrances, in Deutschland mit einer Filiale im sächsischen Miltitz vertreten, bietet beispielsweise unter der Bestellnummer 470461 Mango an, außerdem Mandarine, wahlweise »fruchtig« (Bestellnummer 470277) oder mit einer »Saftnote« (471042). Die französische Geschmacksfabrik Aralco läßt virtuell sowohl Milch (704021) als auch Honig fließen (306080).

Die technologisch fortgeschrittenen Illusionisten ermöglichen nicht nur Imitate von Obst und Gemüse, sondern auch von fertigen Speisen: Es gibt Hamburger-Aroma, Pasta-Aroma, Hühnerbrühe-Aroma. Dragoco beispielsweise hat fix und fertig den Geschmack von Fleisch mit Champignons (9/692075) und von Gulasch (9/015309) vorrätig.

Und da der moderne Geschmack zunehmend an industriellen Produkten Gefallen findet, können die Labors auch diese imitieren: Dragoco etwa bietet Ananasgeschmack Typ »Dosenfrucht«, der Schweizer Emil Flachsmann hat neben Cola-Aroma auch »Techno-Aroma« im Angebot, mit dem »typischen Geschmack der trendigen Energy-Drinks«. Und Bell bietet ein natürliches Aroma »Typ Rindfleisch sprühgetrocknet« an. Dabei bemühen sich die Chemiker durchaus um Authentizität, mixen bei Bedarf auch Substanzen zusammen, die die weniger schönen Seiten des Vorbilds imitieren. So hat Flachsmann etwa ein Raucharoma vom Typ »Teer« im Katalog.

Was ist echt, was ist falsch? Ist die Imitation eines Imitats nicht schon wieder etwas Ehrliches? Und welch seltsame Wege gehen die Geschmacksfabrikanten, wenn sie den Geschmack von sprühgetrocknetem Rindfleisch nachahmen? Wer liebt denn sprühgetrocknetes Rindfleisch so, daß er dessen speziellen Geschmack auf der Zunge habe möchte?

Der Geschmack, der unmittelbare Sinneseindruck, hat sich von seinem Ursprung emanzipiert. In der zeitgenössischen Nahrungsmittelproduktion ist der Geschmack so etwas wie die Heck-Klappe an einem neuen Mercedes-Coupé oder der Absatz am neuen Damenschuh eines italienischen Modeschöpfers: ein Design-Element, das in der nächsten Saison gegen ein neues Design-Element ausgetauscht wird. Wie bei Automodellen und Anzügen rollt alljährlich eine neue Innovationswelle:

Etwa 10 000 neue Eßprodukte kommen in Europa und Amerika jedes Jahr neu auf den Markt, in Japan sind es gar 20 000. Allerdings: 50 Prozent von ihnen, so die Faustregel der Branche, werden alsbald wieder aus dem Regal genommen, weil die Leute offenbar nicht so den rechten Appetit drauf haben. Mit gigantischem Reklame-Aufwand muß den Leuten der Mund wäßrig gemacht werden: Allein in Deutschland gab die Branche 1996 für Werbung für Speisen und Getränke 4,9 Milliarden Mark aus, wie die Beobachter von der Hamburger Firma Nielsen Werbeforschung ermittelten.

Es ist eine merkwürdige Industrie: Eigentlich produziert sie die wichtigsten Waren – Lebensmittel. Die muß jeder täglich essen. Eine Branche, die in der glücklichen Lage ist, daß ihre Erzeugnisse täglich restlos weggeputzt werden und morgen wieder aufs Neue gekauft werden müssen, könnte eigentlich sehr zufrieden sein. Ein T-Shirt-Hersteller, dessen Kleidungsstücke allabendlich vom Leib verschwinden, wäre sicher darüber ebenso erfreut wie ein Autohersteller, dessen Karossen vom Erdboden verschluckt werden würden.

Doch die Industrie, die eigentlich die nützlichsten Produkte erzeugt, hat ihren ganzen Ehrgeiz darauf verlegt, den Nutzen aus ihren Produkten zu entfernen: den Nährwert. Patente zuhauf werden eingereicht für Nahrungsmittel, die so überflüssig sind, daß der Körper sie absolut nicht braucht. Imitierte Nahrungsmittel, kalorienarm, ohne Fett und Eiweiß. »Die imitierten Nahrungsmittel dieser Art sollen keine Speisen mit Ernährungswert sein, sondern sie sollen lediglich das Eßvergnügen in unbegrenzten Mengen befriedigen«, wie die Firma International Flavors & Fragrances in einer Patentschrift schreibt. (DE 36 38 662). Der Weltmarktführer steuert hier natürlich auch Know-How bei, etwa durch diese Erfindung eines Verfahrens »zur Herstellung von Obst-, Gemüse- oder Gewürz-Schaumspeisen« mit geringem Nährwert: Essen aus Luft gewissermaßen.

Fehlt zur Luft nur noch die Liebe. Und dafür kann der Geschmack sorgen. Der Geschmack ist die Verkaufshilfe, damit die Kundschaft die eigentlich nutzlosen Erzeugnisse trotzdem erwirbt.

Die Industrialisierung des Geschmacks machte einen alten Menschheitstraum wahr: die Emanzipation von der Natur. Und das gleich in doppelter Weise. Der synthetische Geschmack emanzipiert die Speisen von ihren natürlichen Zwecken im Körper: Sie können völlig folgenlos durchflutschen und hinterlassen dennoch einen Hauch von Eindruck, ein Aroma. Und sie sind, endlich, emanzipiert von natürlichen Rohstoffen. Der Erdbeerjoghurt simuliert Früchte, die nicht da sind, und umgibt sich dennoch mit jenem Hauch, der in der Natur war.

Die industrielle Revolution im Verzehrwesen hat nur einen kleinen Haken: Die Leute wollen sie nicht. Sie »leiden an verschiedenen Symptomen der Chemophobie«, klagte ein Aromafabrik-Manager in einem Artikel über »Die Zukunft des Geschmacks-Geschäfts« im Fachblatt *Food Ingredients & Processing International*.

Nach einer Studie des Nahrungs-Multis Knorr (»Pfanni«,

»Mondamin«, »Dextro Energen«) lehnen 60 Prozent der Verbraucher »künstliche« Aromastoffe ab. Die Firma hält die Studie lieber unter Verschluß, denn sie hat für die Lebensmittelfabriken ja eigentlich eine unangenehme Konsequenz: Was die Verbraucher ablehnen, sollte auch nicht auf den Markt kommen. Und wenn sie lieber natürliche Sachen essen wollten, sollte man ihnen eher diese anbieten.

Doch im Zeitalter der Emanzipation des Essens von der Natur ist es mit natürlichem Essen auch so eine Sache. Denn die Grenzen zwischen den Erzeugnissen aus den Labors und jenen aus Feld und Flur sind aufgehoben. Chemiker und Biologen können die Natur im Labor nachahmen, und auch die Pflanzen und Tiere draußen im Feld sind längst für industrielle Nutzung zurechtgetrimmt, werden mehr und mehr manipuliert bis hin zu gentechnischen Eingriffen. Wir leben, so eine Studie der Nürnberger Gesellschaft für Konsumforschung im Auftrag des Nahrungs-Multis Nestlé, im Zeitalter der »Künstlichen Natürlichkeit«, in der auch die Natur eine Natürlichkeit »aus zweiter Hand« sei.

Da die Kunden dennoch hartnäckig an ihrer technikfeindlichen Tischkultur festhalten und immerzu »Natur« wollen, hat die internationale Gemeinschaft der Lebensmittelerzeuger im vertrauten Zusammenwirken mit Gesetzgebern und Gremien eine weltweit gültige Spezialsprache entwickelt. Sie gilt ausschließlich auf den Schildchen, die die Fabrikerzeugnisse schmücken. Der Wortschatz ist übersichtlich, um den Verbraucher nicht mit der Wahrheit zu verwirren, die er ohnehin nicht hören will. Und sie verwendet besondere Sorgfalt auf die semantische Gestaltung der Leitsubstanz: Aroma.

Und so lautet die wichtigste Vokabel in dieser neuen Geheimsprache, die von führenden Etikettendichtern entwickelt wurde, vielfachem Kundenwunsch folgend: »Natur« oder »natürlich« oder ähnlich vertrauenerweckend klingende Abwandlungen. Zu vermeiden ist auf jeden Fall das schreckliche Wort »künstlich«.

Der Gesetzgeber hat den Geheimcode abgesegnet, aber mit der Einschränkung, daß er wirklich nur auf den Etiketten verwendet wird, die die Verbraucher zu lesen kriegen. Wenn hingegen die Industriellen untereinander mit ihren Geschmackspülverchen handeln, müssen sie Klartext reden. Sie sollen ja schließlich wissen, was sie ins Essen mischen.

Das Verfahren ist konsequent: Wenn schon der »Geheimdienst« beim Bäcker in der Backstube sitzt, muß auch ein branchenüblicher Verschlüsselungscode verwendet werden, der gewisse Geheimnisse sorgsam schützt. Und der darf, natürlich, nicht publik werden. Sonst wäre der Feind ja im Bilde.

Der Feind?

Bislang galt der Kunde doch als König. Das ist er sicher immer noch. Nur eben, wie sich jetzt zeigt, im gegnerischen Reich.

2. Organisierter Etikettenschwindel: Das Kennzeichnungsrecht

Vom Segen der Natur: Über das Kunststück, australischen Sägespänen das »natürliche« Aroma von Erdbeeren zu entlocken. 12 = 600. Welch akrobatische Leistungen ein Etiketten-Poet vollbringen darf. Dichterische Freiheit und die unschöne Wahrheit.

Für ein Huhn ist das eigentlich keine schöne Umgebung. Keine Körner, keine Leiter, kein Auslauf, statt dessen häßliche Fässer, ein Labyrinth von Röhren, Säcke voller Chemikalien. Doch Tierschützer können beruhigt sein. Kein Gockel hat hier je gekräht, keine Henne je gegackert. Gleichwohl hat die Firma »Hunderte Hühner« im Angebot, sagt Günter Matheis, ein leitender Angestellter.

Er meint das nicht so. Der Mann könnte mit flatterndem Federvieh gar nicht viel anfangen: Er ist Chemiker von Beruf und hat ein berufsbedingt eingeschränktes Bild von so einem Tier. Er produziert, um genau zu sein, nur den Geschmack von Huhn, versorgt damit Kunden wie Maggi und Knorr. Und das geht heutzutage ganz ohne Gockel, einfach mit einer gewissen Menge Chemikalien.

Die Begriffe haben sich ein bißchen verändert in der neuen Welt des Essens, der »virtuellen Realität des Dufts und Geschmacks«, wie das heute amerikanische Kulturwissenschaftler nennen.*

Wie der Geschmack sich gelöst hat von seinem Ursprung, haben sich auch die Wörter von ihrer herkömmlichen Bedeu-

---

* Constance Classen, David Howes, Anthony Synott: Aroma. The cultural history of smell. London and New York: Routledge, 1994

tung gelöst. Da haben sich viele Koordinaten verschoben, unmerklich. Schon geographisch: War früher Frankreich weltweit führend, Paris die Kapitale der Kochkunst, ist es beim Kunstkochen – Holzminden. Holzminden ist heute die europäische Hauptstadt des Geschmacks. Nirgendwo sonst gibt es so viel davon an einem Ort.

Dabei lag die 24000-Einwohner-Gemeinde im Kosmos der Kulinarik bislang eher am Rande. Die Gegend zwischen Göttingen und Bielefeld, zwischen Harz und Teutoburger Wald, Weserbergland genannt, ist für Feinschmecker eine tote Zone. Sogar das beste Restaurant am Platze, Hellers Krug, gilt, gemessen an den herkömmlichen kulinarischen Koordinaten, als bloße Mittelklasse: Über das Rebhuhn auf Rahmwirsing, Stubenküken auf Kaiserschoten rümpfte der *Guide Michelin*, in der Alten Welt des Wohlgeschmacks ein anerkannter Wegweiser, bloß die Nase und entzog ihm 1997 den Stern, der das untere Ende der Oberklasse markiert.

Dem Ruf des Ortes in der neuen Welt des Geschmacks hat das nicht geschadet. Die Stadt reizt die Sinne nicht nur des Feinschmeckers, sondern jedes Fremden, der kommt: Ein dominanter Duft liegt in der Luft, mal nach Himbeeren, mal nach Erdbeeren. Und manchmal hängt auch ein heftiger Hauch von Kaugummi über den Häusern.

Genaugenommen handelt es sich um Emissionen. Der Duft entweicht den beiden Fabriken, die hier Aroma produzieren. Tonnenweise, industriell genormt und von immer gleicher Güte. Die beiden Firmen gehören zu den zehn größten Riechstoff- und Geschmacksherstellern der Welt: Dragoco heißt die eine, eine Aktiengesellschaft, Haarmann & Reimer die andere, eine Tochter des Chemieriesen Bayer. 2300 Leute produzieren in den beiden Holzmindener Fabriken jeweils 7000 verschiedene Geschmacks-Komponenten und setzen damit Hunderte von Millionen Mark um, rund um den Globus.

In der Sphäre des industrialisierten Wohlgeschmacks sind

Unternehmen wie die beiden aus Holzminden ungleich einflußreicher, als es ein einzelner Koch jemals war. Trendsetter sind heute nicht die Künstler am Herd, sondern die Chefs im Labor. Die beiden Geschmacksriesen aus dem Holzmindener Hügelland arbeiten mit einiger Gründlichkeit an der globalen Umwandlung des sinnlichen Empfindens. Sushi-Fans aus Tokio, Steakfreunde aus Buenos Aires, Entenfans aus Peking und Curry-Liebhaber aus Karatschi stellen sich um – auf Chemikalien aus Deutschland. Daran arbeiten über 6000 Beschäftigte der beiden Holzmindener Konzerne in über 50 Filialen weltweit: von Argentinien bis Australien, von China bis Kanada, von Singapur bis Südafrika. Kaum ein Zentrum im globalen Dorf, in dem nicht die Pülverchen und Säfte fürs moderne Massenmenü erhältlich wären: Hongkong, Bangkok, Mailand, Wien, Barcelona, Caracas, Bogota, Zürich – überall weht der Duft der neuen Welt.

Am Anfang standen, in beiden Firmen, Quereinsteiger, unvoreingenommene, unkonventionelle Köpfe. Sie revolutionierten den Geschmack der Zeit.

Dem Forscher Dr. Wilhelm Haarmann gelang 1874 ein folgenschweres Kunststück: Er fand einen synthetischen Ersatz für Vanille, nannte es Vanillin, gründete auch gleich eine Fabrik und hob damit, so die Firmenchronik, »einen völlig neuen Industriezweig aus der Taufe«.

Dragoco-Gründer Carl Wilhelm Gerberding, ein Friseur mit innovativen Neigungen, erwarb sich Unsterblichkeit mit einer Tinktur zu doppeltem Nutzen: Er mischte verschiedene Substanzen zusammen und verkaufte sie als Haarwasser. Das brachte nicht nur die Haartolle in Form, sondern auch tolle Gefühle, bei inwendigem Gebrauch. Denn: »Das Gemisch konnte man trinken«, so erzählte Gründer-Enkel Horst-Otto Gerberding einem Reporter der *Süddeutschen Zeitung*. 1919 entstand, als »kleiner Hinterhofbetrieb« (*Süddeutsche Zeitung*) die »Dragon Company«, eine Name, der späterhin bei der Expansion in Asien noch wertvolle Dienste leisten sollte.

Das Gemisch des Friseurs zeigte schon jene hervorstechende Eigenschaft, die den epochalen Umbruch markierte: die Emanzipation von Natur und Überlieferung. Im traditionellen Gebrauch ist beispielsweise ein Haarwasser ein Haarwasser und ein Himbeerschnaps ein Himbeerschnaps. Eine Seife säubert die Armhöhlen, und eine Erdbeere dient als Dessert. Doch mit dem Gebräu des Friseurs begann die Entgrenzung, wurden die Dinge aus ihrer vormodernen Eindimensionalität gelöst. Ihre scheinbare Daseinsbestimmung wurde aufgehoben, unendliche Möglichkeiten taten sich auf.

Und: Auch die Grenze zwischen genießbar und ungenießbar fiel.

Sägespäne beispielsweise waren bislang dem menschlichen Verzehr entzogen, als Rohstoff allenfalls für Spanplatten gebräuchlich. Borniert, beschränkt, unbefriedigend.

Bei Haarmann & Reimer machen sie aus Sägespänen Erdbeeraroma.

Das genaue Verfahren ist natürlich geheim. Doch weil auch die Geschmacks-Ingenieure ein wenig stolz sind auf ihre Konstrukte, verrät einer der Herren aus Holzminden das Verfahren:

Man nehme also Sägespäne, genauer: australische Sägespäne. Ginge Sägemehl auch? Nein, sagt lächelnd der Mann, Sägespäne sollten es schon sein. Man füge Alkohol hinzu und Wasser, dazu einige andere Zutaten (geheim, geheim!) und rühre es zu einem Brei. »Das kocht man ein wenig«, sagt der Künstler von Haarmann & Reimer, und bald schon »habe ich ein schönes, natürliches Aroma« von Erdbeeren. Mit leicht verändertem Rezept können die mutierten Späne auch als Himbeeraroma durchgehen, Kakao, Schokolade oder Vanille vortäuschen.

Vortäuschen? Das ist ein falsches Wort, denn die Täuschung des Verbrauchers ist nach Paragraph 17 des Lebensmittel- und Bedarfsgegenständegesetzes in Deutschland verboten. Zuwiderhandlung kann sogar mit bis zu einem Jahr

Gefängnis bestraft werden. Es handelt sich indessen auch nicht um Betrug. Denn derlei schlichte Vokabeln aus dem Wortschatz der unkundigen Konsumenten haben im Code der diskreten Diener keinen Platz.

Daß die wohlklingenden Namen auf den bunten Packungen nichts mit dem Inhalt zu tun haben müssen, hat jetzt auch der Europäische Gerichtshof ausdrücklich erlaubt.

Es ging um Sauce Béarnaise und Sauce Hollandaise, jene Klassiker der feinen Küche, die, mit Butter und Eigelb sachte im Wasserbad angerührt, Rinderfilets, Fisch oder Spargel begleiten. Ein Päckchensaucenfabrikant hatte statt der guten Butter schlichtes Pflanzenfett genommen und statt teurer Eier den Farbstoff E 160 F. Deutsche Behörden waren dagegen. Sie hatten den traditionalistischen Standpunkt eingenommen, daß das, was Sauce Béarnaise oder Hollandaise heißt, auch das sein sollte, was Generationen von Köchen und Restaurantbesuchern darunter verstehen. Die pingeligen Deutschen mußten sich vom obersten europäischen Gericht eines Besseren belehren lassen. Im Urteil vom 26. Oktober 1995 entschied die Fünfte Kammer des Gerichts in Luxemburg, daß die Pflanzenfett-Farbstoff-Pampe ruhig unter den klangvollen klassischen Saucenbezeichnungen verkauft werden darf, auch wenn etwas völlig anderes drin ist, als die Kunden erwarten. Die könnten ja schließlich das Kleingedruckte lesen, meint das Gericht: »Zwar werden die Verbraucher möglicherweise in Einzelfällen irregeführt, jedoch ist diese Gefahr gering.« Es sei, so das Urteil, »nämlich davon auszugehen, daß Verbraucher, die sich in ihrer Kaufentscheidung nach der Zusammensetzung der Erzeugnisse richten, zunächst das Zutatenverzeichnis lesen«. Daß dort auch oft Poesie formuliert wird, haben die Richter mal beiseite gelassen.

Alle Macht der Phantasie!

So ist höchstrichterlich bestätigt: bei den Texten auf den Waren herrscht dichterische Freiheit. Und dabei ist es natürlich müßig, eine Wirklichkeit dahinter zu suchen: Dichtung ist Dichtung, und Wahrheit ist etwas anderes.

Ein besonders eindrucksvolles Beispiel für solche Poesie ist das Etikett des berühmten Tomatenketchups Marke »Heinz«. Dieses Etikett enthält in dunkelgrüner Schrift eine kurze, aber rätselhafte Aufschrift: »57 Varieties.« Was das denn nun bedeute, wollte ein Mitarbeiter des Magazins der *Süddeutschen Zeitung* von Tom McGough, General Manager von Heinz Würzen und Saucen, wissen. Tom MacGough erklärte die Sache mit den 57 Varieties so:

»Vor vielen Jahren sah unser Gründer H. J. Heinz in einem New Yorker Schuhgeschäft ein Schild ›27 Varieties‹ von Schuhen. Das hat ihm so gut gefallen, daß er ›57 Varieties‹ aufs Logo schrieb. Das hatte nichts mit der Anzahl von Heinz-Produkten zu tun. Er fand, daß die 57 eine schöne Zahl war, die Vielfalt symbolisierte.«

Eine schöne Geschichte, die zeigt, weshalb gewisse Angaben aufs Etikett kommen: Sie sind einfach schön, und schöne Dinge gönnt eine Firma ihren Kunden gern.

Besonders schön finden viele Kunden die Natur. Denn der Begriff »Natur« hat in Konsumentenohren einen »sehr positiven Beiklang«, schrieb das Fachorgan *The European Food & Drink Review* im Herbst 1996. Alles was nach »künstlich« klingt, ist hingegen von Schaden für die Firmen, die etwas verkaufen wollen: Das »hat negative Auswirkungen auf die Akzeptanz des Produktes beim Käufer«, wie das Blatt weiß. Das hatte ja auch die Studie ergeben, die bei der Firma Knorr unter Verschluß gehalten wird.

Nun könnte das für Schwierigkeiten sorgen. Denn die rohe, unverfälschte Natur liefert Dinge, die für die maschinelle Verarbeitung vom Schöpfer nur ungenügend vorbereitet worden sind. Eine normale Zwiebel beispielsweise, am heimischen Herd Grundstoff etwa für Suppen und Saucen, stellt die Industrie vor ziemliche Probleme, sagt einer der Fachleute der Geschmacksfabrik Haarmann & Reimer: »Mit so einer Zwiebel kann doch eine Firma wie Knorr gar nicht arbeiten.« Sie ist von wechselnder Größe, je nach Ursprungsort und Klima von variablem Geschmack, zudem verderblich. Lauter natürliche Eigenschaften, die den industriellen Verarbeitungsprozeß stören.

Die Geschmacksfabriken haben die unzureichende Natur ein bißchen korrigiert. Optimiert, ein paar Mängel ausgeglichen. Dragoco beispielsweise kann jetzt einen solchen Käsegeschmack anbieten. Der entspricht zunächst einmal den Konsumentenwünschen, erscheint auf dem Etikett so, wie die Käufer das gern haben, verkündet freudig der Dragoco-Prospekt: »Die Deklaration ist denkbar günstig: In den meisten Ländern und Anwendungsgebieten ist die Deklaration ›natürlich‹.«

Doch während echter Käse sich während seines Daseins verändert, zerläuft, schimmelt, irgendwann streng schmeckt, bleibt Dragocos Käsegeschmack immer gleich: »Unsere natürlichen Käsearomen haben eine standardisierte, stabile geschmackliche Qualität. Sie reifen nicht nach, selbst nach mehrmonatiger Lagerung verändern sie nicht ihren Charakter.«

Das ist eine ganz neue Natur, in der es keinen Verfall gibt, kein Sterben – und daher auch kein Leben. Für diese neue, virtuelle Natur ist der neue, virtuelle Käse von Dragoco gleichsam maßgeschneidert: »Käseimitate gewinnen in vielen Märkten an Bedeutung«, so weiß der Prospekt: »Ihnen den typischen und ausgereiften Geschmack eines natürlichen Käses zu geben, ist mit diesen Aromen möglich.«

Diese neue Natur, die künstliche Natürlichkeit, ist die Welt, in der die Etikettendichter schon leben. Diese Welt hat, wie seit jeher in der Dichtung, gewisse Berührungspunkte mit der realen Welt, sonst wäre die Poesie ja völlig unverständlich.

Die Sägespäne, aus denen die Künstler von Haarmann & Reimer ihr Erdbeeraroma gewinnen, entstammen australischen Bäumen – sind also unzweifelhaft natürlichen Ur sprungs. Auch das Rizinusöl, aus dem die Chemiker von BASF ein feines Pfirsich-Aroma herauskitzeln, ist reine Natur, gepreßt aus Samen von Ricinus communis, der Christpalme. Und auch der Pilz Trichoderma viride ist ein anerkanntes Mitglied der Natur, wenngleich er oft übersehen wird, denn er lebt im Erdboden. Wenn er neuerdings dann, dank einer jahrtausendelang übersehenen Nebenbegabung, Kokosaroma produziert, ist dies natürlich ebenfalls natürlich.

Biologen und Chemiker haben ungleich bessere Möglichkeiten zur Geschmackserzeugung als Hausfrau und Hausmann am heimischen Herd. Bei der Nestlé-Tochter Food Ingredients Specialities (FIS) etwa nehmen sie Erdnußreste und Weizenkleber, kippen nacheinander Salzsäure und Natronlauge drüber – und riechen dann mal probeweise daran. Das Erzeugnis kann nach Salami oder Schweinefleisch schmecken, es wird dann in Gläschen gefüllt und als Geschmacksersatz verkauft.

Wundersame Erzeugnisse kommen mit solch modernen Methoden zustande: Die sächsische Filiale des US-Aromafabrikanten Bell Flavors & Fragrances sieht sich beispielsweise in der glücklichen Lage, ein »natürliches Aroma« vom »Typ Rinderbraten« anbieten zu können, das so wenig mit einem natürlichen Rind zu tun hat, daß sie es speziell für Vegetarier empfiehlt. So kommt endlich Abwechslung ins dröge Vegetarierleben: Bell, in den USA nach eigenen Angaben Marktführer bei Aromen für Vegetarier, hat für diese Kundschaft auch »Natürliches Aroma Typ Suppenhuhn«, »Natürliches Aroma Typ gebratenes Huhn« oder, für die Filet-Freunde unter den Fleischgegnern, »Natürliches Aroma Typ Lende« im Sortiment.

Für den Laien ist das eine Welt, in der eine gewisse Verwirrung herrscht, in der Natürlichkeit und Künstlichkeit eine undurchsichtige Verbindung eingehen.

Für die Lebensmittelindustrie hat diese Neue Natürlichkeit zweifellos Vorteile: Die Dinge werden billiger. So sank etwa der Preis für einen bestimmten Pfirsich-Geschmacksstoff von 20000 US-Dollar pro Kilo Anfang der achtziger Jahre auf 1200 US-Dollar Mitte der Neunziger. Dank des offensichtlichen Preisvorteils und des zunehmenden Bedarfs an »natürlichen« Aromastoffen liegt der Schwerpunkt der Forschung und Produktion mittlerweile auf diesem Gebiet. Denn wenn, wie ehedem, zur Gewinnung von Geschmack mühsam Kirschen und Pfirsiche gepflückt, ausgepreßt, versaftet, konzentriert und getrocknet werden müssen, schwindet der Preisvorteil.

Schimmelpilze und Bodenbazillen sind da zweifellos oft die billigeren Lieferanten. Zitronensäure beispielsweise, einer der wichtigsten Geschmacksstoffe, etwa für Erfrischungsgetränke wie Cola, wird heute fast ausschließlich aus den Ausscheidungen dieser Kleinstlebewesen gewonnen. Wer will in den Fabriken schon mühsam Zitronen auspressen, wenn eine Bazille die Frische-Säure viel preisbewußter ausspuckt oder ein Schimmelpilz sie absondert. Bei manchen allerdings muß noch mal der Ingenieur eingreifen, bevor die kleinen Gesellen für die industrielle Geschmackserzeugung eingesetzt werden können: Sie scheiden zwar oft willig Geschmack aus, sind aber leider zu langsam. Da muß dann das Geschmacks-Gen auf eine an Fabrikarbeit gewöhnte, leistungswillige Industriemikrobe übertragen werden.

Für den Konsumenten, der zum Früchtejoghurt greift, ändert sich dadurch überhaupt nichts: Sowohl Industriemikroben als auch Schimmelpilze und Bodenbazillen sind ja allesamt natürliche Lebewesen, also ist auch das Aroma, das aus ihren Ausscheidungen gewonnen wird, »natürlich«.

Wer mit der Neuen Natürlichkeit noch nicht so ganz vertraut ist, wird an dieser Stelle argwöhnisch. Die *Wirtschaftswoche* beispielsweise meinte, »die Kennzeichnung ›natürlich‹ ist für den Verbraucher irreführend«, wenn »selbst bio- oder gentechnisch gewonnene Aromen« sich »mit dem Etikett schmücken« dürfen.

Der Geschmackshersteller Dragoco hingegen lobt in seiner Werbebroschüre »So schmeckt Fleisch« die »Übersichtlichkeit« für den Verbraucher, wenn nur »Aroma« oder »natürliche Aromen« auf dem Etikett steht. Den »Fachleuten aus der Nahrungsmittelindustrie« gebe Dragoco »darüber hinaus eine Fülle von Informationen« über ihre Geschmacksrezepturen.

Wie bei jedem gebräuchlichen Geheimdienst-Code müssen die Kundigen die Chiffren entschlüsseln können. Die Kunden, die immer nur »Natur« haben wollen, bekommen diese auf dem Label serviert. Die Kundigen in der Industrie erfahren hingegen genau, ob es sich um ein Erzeugnis der Neuen Natur handelt oder um eines, das traditionell an Bäumen oder Sträuchern oder im Acker gewachsen ist.

Das klingt allerdings etwas ungewöhnlich: Der Heidelberger Fruchtzusatz-Lieferant Rudolf Wild beispielsweise bietet »rein natürliche FTNF-Aromen«. Die Firma Fidco, eine Tochter von Food Ingredients Specialities preist in Anzeigen ein »Natürliches Brokkoli Aroma WONF«. FTNF? WONF?

Der Unterschied liegt in der Nähe des Natürlichen zur Natur: WONF-Aromen, das sind jene, bei denen beispielsweise Sägespäne zu Erdbeergeschmack werden oder Bodenbazillen den Geschmack ausspucken. WONF heißt: »With other natural flavours«, mit anderen natürlichen Aromen. FTNF hingegen sind jene, bei denen tatsächlich die Erdbeere für den Erdbeergeschmack verantwortlich ist und ein Pfirsich fürs Pfirsicharoma: »From the named fruit«, von der namengebenden Frucht.

Mit solchen Feinheiten werden die Verbraucher in Europa nicht verwirrt, auch wenn es sie vielleicht interessieren könnte, ob sie grade an den Ausscheidungen eines Mikro-Lebewesens kauen oder an konzentrierten Himbeeren.

Die Konsumenten in Amerika hingegen erfahren Genaueres. Denn dort, so ein Aufsatz von Dragoco zum Thema »Die Kennzeichnung von Aromen in den Vereinigten Staaten«, herrscht mehr Ehrlichkeit: »Es soll durch Zusatz eines Aromas nicht der Anschein erweckt werden, daß das Endprodukt wertvollere Zutaten enthält, als dies tatsächlich der Fall ist.«

Das soll auch unlauteren Wettbewerb verhindern: Kein Konzern soll sich in den USA durch billigen Aroma-Bluff einen Vorsprung im Konkurrenzkampf erschwindeln. Und Chemie-Aroma spart viel Geld. Beispiel Zitrone: Für den Zitronengeschmack gibt es laut Dragoco-Broschüre zwei Quellen: Einerseits Zitronenöl – Kostenpunkt 200 US-Dollar pro Pfund. Andererseits Lemongrasöl oder eine Substanz namens Litsea Cubeba, ebenfalls natürlichen Ursprungs – Kosten: 8 Dollar pro Pfund. Der Hersteller, der hier gespart und ein bißchen vom Billigen hineingekippt hat, muß dies auch auf dem Etikett vermerken – und zwar vorne: »With other natural flavours«.

Amerika, du hast es besser? Zumindest hat Amerika ein ungezwungeneres Verhältnis zu Kunststoffen. Die US-Zivilisation, von europäischen oder asiatischen Kritikern gern als Plastikwelt geschmäht, sieht darin nichts Schlechtes. Sie anerkennt die Existenz von Kunststoffen – und zieht eine scharfe Trennlinie zwischen ihnen und der Natur. Eine Verklärung von Natur, gar die Schaffung von Pseudo-Natur wie in Europa bei den »natürlichen« Aromen, hat dort keinen Platz. Der Gesetzgeber zieht eine klare Grenze – und berücksichtigt dabei sogar die Umgangssprache. Der Geheimcode der Nahrungsmittelindustrie findet dort seine Schranken, wo er auf umgangssprachliche Empfänger stößt: am Etikett. Die schlichte Weisheit, daß Sägespäne Sägespäne und Erdbeeren Erdbeeren sind, liegt den US-Etikettierungsvorschriften zugrunde.

Denn der US-Verbraucher hat nach Meinung des US-Gesetzgebers »ein Anrecht auf eine Terminologie, die klar unterscheidet zwischen dem Einsatz eines natürlichen Aromas, das aus der betreffenden Produktart selbst gewonnen wurde, und natürlichen Aromen, die aus anderen Quellen stammen.« (US-Aromenkennzeichnungsverordnung, Präambelkommentar 23).

Die Geschmackszutaten, so der simple Grundsatz, müssen »wahrheitsgemäß« ausgewiesen werden. Ein Erdbeerjoghurt, das seinen Geschmack ausschließlich den Sägespänen verdankt, muß daher als »künstlich aromatisiert« bezeichnet werden – selbst wenn das Sägespan-Aroma auch nach US-Gesetz als »natürlich« gilt. Das ist ein bißchen kompliziert. Aber: Der Verbraucher soll ja nicht in die Irre geführt werden.

So finden sich in US-Supermärkten Produkte zuhauf, die ganz offen, vorn auf dem Etikett in Riesenlettern, ihren Geschmack als Industrie-Aroma outen. Und häufiger als in Europa wird künstlich genannt, was künstlich ist.

Knorr beispielsweise bietet dort seine Fischbouillon-Würfel als »Fish flavor Bouillon« an. Der englische Lebensmittelproduzent Lipton kennzeichnet seine Hühnersuppe, mit Großbuchstaben direkt neben dem Bild von der leckeren Suppe, als geschmacksgetunt: »CHICKEN VEGETABLE FLAVOR« steht da. Die Firma Health Valley, die besonders gesunde Kost verkauft, räumt auf dem Etikett ihrer fettarmen Crackers mit zentimetergroßen Buchstaben ein, daß das Gebäck aus organischem Weizen mit »Käse AROMA« aufgewertet wurde. Campbells Bohnensuppe mit Speck gibt, ebenfalls vorn auf dem Etikett, zu, daß »natürliches Raucharoma hinzugefügt« wurde. Und weil auch die Firma Dannon auf dem Etikett ihres fettarmen Kirschjoghurts einräumt, daß er »WITH OTHER NATURAL FLAVORS« angerührt wurde, weiß der Kundige, daß er nicht nur Kirschen essen wird, sondern auch fremde Substanzen.

Und Maggi, der Klassiker unter den Industrieprodukten, bekennt auf den US-Fläschchen, daß die Würze nicht ganz echt ist: »ARTIFICIAL FLAVOR« steht da, »Künstliches Aroma«, wo in Deutschland nur »AROMA« zu lesen ist.

»Aroma«. Diese Etiketten-Vokabel bietet sich europäischen Food-Produzenten an, wenn sie ihre Geschmacks-substanzen vollsynthetisch erzeugt haben. Dimethylhydro-xyfuranon ist so ein Stoff. Chemiker können ihn im Labor zusammenbauen und in der Fabrik in großen Mengen erzeugen. Der Stoff mit dem umständlichen Namen ist ein rechter Tausendsassa, denn er kann ganz unterschiedliche Geschmäcker hervorrufen, je nach Bedarf: »In der Erdbeere macht er Ihnen das Fruchtig-Karamelige, im Huhn das Röstig-Karamelige«, schwärmt der Entwicklungs-Chef von Haarmann & Reimer. Für ein Huhn reicht das natürlich nicht allein: 600 verschiedene Geschmacksstoffe sorgen für den echten Hühnergeschmack. Die Welt der chemischen Imitate ist ein bißchen schlichter, den Leuten in Holzminden reichen etwa 12 dieser Chemikalien, um ein Hühner-Aroma vom Typ »-Brat« nachzuahmen.

Ein solches Geschmacks-Gemisch aus dem Labor muß allerdings nicht als synthetisch gekennzeichnet werden. Denn der Aroma-Lobby ist es gelungen, solche künstlichen Mixturen als »naturidentische« bezeichnen zu dürfen – wenn derlei Substanzen schon einmal in der Natur igendwo gesichtet wurden. In einem Misthaufen. In einem Felsbrocken. In einem Schmetterling. Und wenn er solcherart als »naturidentisch« identifiziert ist, muß er auf dem Joghurt-Etikett oder der Suppen-Büchse bloß als »Aroma« ausgewiesen werden, hinten, kleingedruckt, versteckt in der Zutatenliste.

Eine eigenwillige Logik: Demnach könnte ein Autoverkäufer, der den Auspuff, ein Lenkrad, den Scheibenwischer, das Schiebedach und drei Räder von einem Mercedes auf einen Haufen legt, diesen Schrott als mit dem Original identischen Mercedes verkaufen – straflos.

Im Lebensmittelwesen wird derlei lockerer Umgang mit der Wahrheit nicht bestraft. Aber er sorgt für Argwohn und Mißtrauen. Denn immer, wenn »Aroma« draufsteht, ist mit Sicherheit etwas faul: Entweder es werden Früchte vorgetäuscht, die nicht vorhanden sind, oder es wird ein unangenehmer Beigeschmack maskiert, der aus der industriellen Produktion stammt.

Wohlmeinende Werbesprüche können, wenn »Aroma« im Spiel ist, ins Leere laufen.

Ein »Schwarzwälder Früchtequark« der Molkerei Breisgaumilch (Slogan: »Natürlich Breisgaumilch«) enthält beispielsweise laut Etikett »Kirschen aus dem Markgräflerland«. Eine Anzeige klärt das im Detail: »Nicht nur die Milch, auch die Früchte für Schwarzwälder Joghurt und Quark stammen aus unserer Heimat. Unsere Obstbauern liefern uns Badische Erdbeeren und Kirschen aus dem Markgräfler Land.«

Doch die Lektüre des Kleingedruckten wirft Fragen auf: »Aroma« ist ebenfalls drin. Haben denn die Bauern zuwenig geliefert? Oder schmecken die Früchte aus dem Markgräfler Land nach nichts? Oder simuliert das »Aroma« gar Milchgeschmack? Und was bedeutet das staatliche Siegel, »garantiert aus heimischer Erzeugung«? Stammt das »Aroma« von einem idyllischen kleinen Schwarzwaldlabor? Von emsigen Schwarzwälder Boden-Bazillen, gentechnisch manipuliert von fleißigen Freiburger Universitätsbiologen?

Nein, sagt der Verkaufsleiter der in Konstanz ansässigen Firma Deutsch-Schweizerische Früchteverarbeitung, die für die Freiburger Molkerei die »Fruchtzubereitung« aus dem Markgräfler Obst zusammenrührt. Das Aroma braucht er zwar (»Wenn man da kein Aroma reintut, schmeckt das wie eingeschlafene Füße«). Aber er bezieht es von den branchenbekannten Lieferanten wie Haarmann & Reimer. Wie genau der Fabrik-Geschmack beschaffen ist, das weiß er nicht. Nur eines weiß er: Von Erdbeeren oder Kirschen, Markgräflern gar, stammt das Aroma nicht. Das wäre ja, im Insider-Slang, FTNF (»From the named fruit«, von der namengebenden Frucht). Und er ist sich sicher: »FTNF ist es nicht«, was seine Firma reinrührt. Schade eigentlich. Da geben sich die Markgräfler alle Mühe, und der Geschmack kommt erst recht von dort, wo mitunter Sägespäne fürs Erdbeeraroma sorgen.

Der undifferenzierte Umgang mit den Begriffen, der lässige Umgang mit der Wahrheit, die lockere, antiautoritäre Haltung des Gesetzgebers läßt bei vielen Verbrauchern eine undifferenzierte Haltung gegenüber aromatisierten Erzeugnissen entstehen: Kaufzurückhaltung nach Etikettenstudium.

Doch auch aufmerksame Lektüre schützt nicht immer vor den Manipulateuren. So schwelgte jener Mensch beim Genuß einer Fabriksuppe in Erinnerungen an Großmutters Kochtopf, und er fühlte sich so wohl und warm und wurde doch irgendwie betrogen:

»Er fühlte sich schuldig. Dieses Aroma, es erinnerte ihn an seine Kindheit. Jene Gerüche, die aus dem gußeisernen Topf wehten, der langsam köchelte, damals in der Küche seiner Großmutter auf dem Land. Das war es, woran ihn dieser Geschmack erinnerte. Der köstliche, hausgemachte Geschmack, der großartige, feine Duft.

Ahh, dieser Geschmack. Der war's, weswegen er diesen Suppen vom ersten Mal an treu geblieben war.

Wie immer hatte er das Etikett gelesen, nach Glutamat und anderen unerwünschten Zusätzen überflogen.

Er wunderte sich, warum diese Suppe sich nicht auf solche Zusatzstoffe verließ, um so einen wunderbaren Geschmack zu erzielen. Kann sein, daß es der natürliche Wohlgeschmack war, der diese Suppe so…, nun ja…, natürlich schmecken ließ.

Wie könnten sich sonst all diese anderen, künstlich schmeckenden Suppen je mit der seiner Großmutter messen. Was ihm nun ein bißchen von seinem Schuldgefühl nahm.«

Der Mann mit den poetischen Empfindungen erzählte seine schönen Suppenerlebnisse im Sommer 1996 in einer Anzeige in *Food Technology*, dem Zentralorgan der amerikanischen Lebensmittelingenieure. Sie warb für die Erzeugnisse der niederländischen Firma Gist-brocades: »Fügen Sie Ihrem nächsten neuen Produkt den großartigen hausgemachten Geschmack bei. Wir sind die Experten in Geschmacksverstärkung.«

Wenn die Firma Gist-brocades am Werk ist, findet auch der hyperkritische Etikettenleser nicht immer einen Hinweis auf dem Label. Denn Gist-brocades ist Spezialist für die neuesten High-Tech-Hilfsmittel im Lebensmittelwesen: Enzyme.

Enzyme sind im menschlichen Magen am Werk und fördern die Verdauung, Enzyme sind in Waschmitteln am Werk, schaffen den Dreck weg. Und weil Enzyme wahre Wundermittel sind, bedient sich auch die Lebensmittelindustrie ihrer Hilfe. Denn Enzyme können Orangen schälen und entsaften, leisten Hilfsdienste beim industriellen Marmeladekochen, sorgen beim Bäcker für die schöne braune Kruste auf den Brötchen. Und: sie erschließen verborgene Aromaquellen. Ein Drittel aller verzehrten Lebensmittel, so meldete schon 1992 der Ernährungsbericht der deutschen Bundesregierung, werden mit Hilfe von Enzymen und Mikroorganismen hergestellt.

Der Darmstädter Enzymspezialist Röhm, der europaweit zu den führenden Unternehmen auf diesem Sektor gehört, hat eine ganze Palette von Präparaten auf Lager, mit vielerlei Nutzen: »Rohamalt« beispielsweise für die Herstellung von Light-Bier, »Corolase« zur »Fleischzartmachung«. »Rohalase« hat ganz erstaunliche, für den Laien rätselhafte Multikompetenzen: Das Zeug hilft, Marzipan weichzuhalten, dient aber auch laut Prospekt für die »optimale Einstellung der Stärkeleimviskosität bei der Papierherstellung«.

Verschlungen sind die Wege moderner Lebensmittelerzeugung, schleierhaft dem Laien die Methoden. Beim Wein, so scheint es, ist die Enzymbehandlung schon Alltag, glaubt man der Firma Röhm: »Enzyme sind mittlerweile fester Bestandteil ökologischer Verfahren und werden sowohl zur Gütesteigerung als auch zur Kostenersparnis eingesetzt.«

Ob nun aber der teure Bordeaux, der auch nicht ganz billige

Barolo oder der günstige Genossenschaftswein aus dem Supermarkt die biochemische Behandlung erfuhr, das bleibt dem Genießer verborgen: Auf der Flasche steht nichts von den verborgenen Helfern.

Röhm jedenfalls empfiehlt sein Präparat »Rohapect VR-F« als »Problemlöser« bei der Weinbehandlung, zur »Klärung von edelfaulem Lesegut«, etwa für »Ausleseweine«. Die Firma Novo Nordisk mit Hauptquartier in Kalundborg, 120 Kilometer westlich von Kopenhagen, ist Weltmarktführer bei Enzymen für Wasch- und Lebensmittel. Sie kann dank Gentechnik maßgeschneiderte Hilfs-Substanzen liefern, ausgespuckt von zielgenau konstruierten kleinen Mikro-Tierchen oder auch Pilzen. Das Enzym »Novoferm« etwa, gewonnen aus dem Schimmelpilz Aspergillus Niger, dient zur Geschmacksverbesserung bei Gewürztraminer, Chardonnay, Sylvaner, Müller-Thurgau, Muskateller, Sauvignon Blanc. Unter anderem.

Auch für andere Aromen nutzt Novo Nordisk die Enzyme. Und betont: Der Gebrauch dieser neuen Nützlinge sei »so natürlich wie die Natur selbst«.

Das ist nun auch wieder ein bißchen undifferenziert. Natürlich sind Enzyme natürlich, ebenso wie Schimmelpilze und Bodenbakterien. Daß derlei Mitglieder von Gottes großer Schöpfung aber für die alltägliche Lebensmittelproduktion eingesetzt werden, ist alles andere als natürlich, sondern nur unter Aufbietung modernster High-Tech-Methoden möglich.

Und ebenso wie die Natur nicht immer ungefährlich sein muß (Schlangengift! Fliegenpilz! Eisberge!), muß auch die High-Tech-Umwidmung von Naturprodukten nicht immer gesund sein (siehe Kapitel 11). Ebenso wie Milch, Soja, Erdnüsse Allergien auslösen können, können auch umgebaute Naturprodukte oder auch die Enzyme, laut *Bundesgesundheitsblatt* 2/1994, eine »Bedeutung als versteckte Allergene« haben. Ganz zu schweigen von Naturprodukten wie Gummi

Arabicum, der vor allem im Sudan und im Senegal wächst und von der Lebensmittel-Industrie gern eingesetzt wird: Er dient beispielsweise als Trägerstoff für Aromen – und taucht als solcher niemals auf dem Etikett auf.

Bei vielen Lebensmitteln erfahren die Konsumenten ohnehin nichts von den verborgenen Ingredienzen: Beim Schnaps muß nichts aufs Etikett, beim Likör ebenfalls nicht. Der Bäcker braucht natürlich nicht anzugeben, welchen »Geheimdienst« er engagiert hat. Der Metzger muß nicht preisgeben, welche Aromamixtur er für sein Fertig-Gyros an der Warmtheke verwendet. Restaurants, die in zunehmender Zahl ebenfalls Fabrikkost servieren, müssen Ingredienzen nicht angeben, Kantinen, Pizzaservice, ja nicht einmal die Krankenhausküche muß ihre schmackhaften Zutaten offenlegen. Und die fabrikmäßige Zubereitung von scheinbar hausgemachten Spezialitäten nimmt zu. Immer mehr Kantinen lassen sich von Konzernküchen beliefern, immer mehr Restaurants verlassen sich nicht mehr auf den eigenen Koch, sondern wärmen nur Vorgekochtes auf: »Convenience-Food«, Bequemlichkeits-Essen.

So ist auch die Speisekarte mitunter nur ein Buch mit sieben Siegeln.

Dort steht dann vielleicht »Pasta Alfredo« oder »Tagliatelle mit Schinken.« Man vermutet Schinken und Sahne, in Wahrheit enthält die Sauce vornehmlich Wasser, ein klein wenig Sahne, dazu hydrolisiertes Pflanzenprotein, Stabilisator E 472 e, Antioxidant E 330 und dergleichen – und dazu natürlich »Aroma«. Der dänische Kochkonzern Danish Prime beliefert damit ganz Deutschland, über Großhandels-Filialen von der Ostsee bis zum Bodensee, von Freiburg bis Gera. Lasagne »Bolognese«, Rinderhacksteak, Pfefferhacksteak, Cevapcici – alles wird industriell vorproduziert, inklusive Geschmacksverstärker, und als prima Hausmannskost im Restaurant verkauft.

Die Kunst-Stoffe kitzeln den Gaumen inkognito. Der

Aroma-Overkill hat begonnen. Die industrielle Offensive rollt oft verdeckt, den Essern entgleitet die Kontrolle über ihr Mahl und, zunehmend, über ihr Gewicht. Und schließlich verlieren sie gar die Kontrolle über ihre Empfindungen, sie brauchen eine immer höhere Geschmacks-Dosis, immer schärfer, immer härter. Der Esser wird, ohne es zu merken, zum Aroma-Abhängigen.

3. Die Logik des Menüs:
Über die Geschichte des Geschmacks

Das Dessert zum Schluß oder der komplizierte Weg zur Ordnung der Speisen bei Tisch. Die Erfindung des Geschmacks und weshalb wir heute von allem eine härtere Dosis brauchen.

Die Suppe war lecker, für den damaligen Geschmack. Dabei scheint das Rezept eher schlicht, und die »Würze«, nun ja, sie mundet gleich zweimal:

»Das Brot liegt mit einem Stück Butter in einem großen Holzteller schon bereit, und dann gießt man kochendes Wasser darüber: die Suppe ist fertig. Eine Knoblauchzehe und eine rohe Zwiebel, von der Köchin kleingekaut und dann hineingespuckt: das ist die Würze.«

Der Tester fand sie »exzellent«, vermutlich war er nicht sehr verwöhnt. Er war auf der Durchreise, 1789 im bäuerlichen Südwestfrankreich. Der höfische Stil hatte sich noch nicht durchgesetzt, die bäuerliche Küche war simpel wie überall auf der Welt, früher. Dabei war das Mahl durchaus typisch für den frühen Zeitgeschmack, für die Vorlieben der Völker auf frühen Entwicklungsstufen, nachdem sie seßhaft geworden waren.

Aller Anfang war Brei. Mal verdünnt zu Suppe, oft zäh als Schleim. Der frühe Mensch lebt naturnah, und er nährt sich auch so. Seine Werkzeuge, die Techniken und Rohstoffe erlauben keine ausgefeilten Menüs. Überall auf der Welt.

Die Römer, zivilisatorisch immerhin Avantgarde, speisten anfangs »puls«, einen in Milch gekochten Brei aus Dinkel, Gerste oder Hirse. Das »Nationalgericht« der Germanen war, wie Plinius der Ältere beobachtete, ein Mus aus Gerste, Weizen, Roggen oder Hirse, weiter im Norden eher mit Hafer bereitet. Der Stamm Kel Ewey, der zu den Tuareg gehört in der Sahel-Zone, verzehrt zum Frühstück, wie Besucher berichten, bis heute »eghale«, einen Brei aus Hirse, Käse und Datteln, und mittags und abends dann »ashin«, eine Art Polenta. Und die Massai in der ostafrikanischen Savanne, das rotgewandete Hirtenvolk, nutzen ihre Rinder nicht als Fleischlieferanten, sondern als Zapfstelle: Das Blut wird aus den Adern gelassen und mit Milch zu Brei gerührt. Das Rindvieh darf weiterleben, warten bis zum nächsten Aderlaß.

In Europas besseren Kreisen ging es anfangs üppiger zu, reichhaltiger, vielfältiger – wenngleich nicht viel kultivierter. Der Earl of Derby beispielsweise und seine Gemahlin gaben sich, so wird aus dem Jahr 1561 überliefert, zum Frühstück folgendes: drei Laib Brot, ein Viertel Bier, ein Viertel Wein, dazu ein gekochtes Rückenstück vom Rind oder Schaf. An Fasttagen mußten zwei Stück Salzfisch reichen, sechs Bratheringe oder ein Teller Sprotten.

Die Zivilisation war noch nicht sehr weit fortgeschritten, sittsamer Umgang war, wie uns der Kultursoziologe Norbert Elias gezeigt hat, ebensowenig üblich wie der Gebrauch von Messer und Gabel. Auch die Emotionen standen noch am Beginn ihrer Gestaltung; das Empfinden war wechselhaft, ungestüm, roh. Aufbrausender Zorn konnte schon mal dazu führen, daß einer bei Tisch sein Gegenüber meuchelte. In jener ungehobelten Gesellschaft, deren oberste Repräsentanten durch Wälder streiften und sich gegen Nachbars Attacken auf Burgen verschanzten, waren auch die Gaumenfreuden ungestalt.

Hunger und Überfluß wechselten sich ab, die Naturgewalten produzierten ohne Plan, mangels Kühlschrank und Konservendosen waren die Möglichkeiten zum Ausgleich des Mangels beschränkt: Gegessen wurde, was da war. »Völlerei« war Todsünde, doch die Menschen huldigten ihr, wenn was zum Essen da war, ohne Hemmungen, ohne Gewissensbisse.

Und wie die Armen ihren schlichten Brei schlürften, so verschlangen auch die Höhergestellten selbst bei Festgelagen zwar Unmengen von Spezereien, doch wie sah das aus? Ein Beispiel: Bei der Einsetzung des Erzbischofs Nevill in York im Jahre 1465 verzehrten die Gäste, so berichtet der Chronist, 1000 Hammel, 2000 Schweine, 4000 Kaninchen, Fisch und Wild zu Hunderten, zahllose Vögel, außerdem 12 Braunfische und, seltsamerweise, Seehunde.

Die Speisenfolge unterlag keiner Logik, es fehlte jede Dramaturgie der Geschmäcker.

Nun waren die Tiere damals, vor der Agro-Hochleistungs-Ära, sicher kleiner. Auch mag manchem Autor, der seinem Bischof oder anderen Herren huldigen wollte, die Phantasie durchgegangen sein. Dennoch, so meint der englische Kultursoziologe Stephen Mennell: »Bei allen Ungewißheiten jedoch darf man wohl glauben, daß bei solchen Gelegenheiten phänomenale Eßleistungen vollbracht wurden.«*

Seltsame Gelage waren das indessen, die zwar opulenten, ohne jeden Feinsinn zusammengestellten Menus. Ein Beispiel aus dem 14. Jahrhundert:

1. Gang: Pastetchen mit Dorschleber oder Rindermark, Aal in dicker Suppe, große Stücke von gekochtem oder gebratenem Fleisch oder Seefisch
2. Gang: Braten, Süßwasserfisch, Brühe mit Speck, Frikassee aus Huhn und Kalb in einer Sauce aus Krebsschwänzen und Mandelmilch, Kapaun, Brassen- und Aalpastete
3. Gang: Weizengelee, Wildbret, Neunaugen, Sahnetörtchen, Stör und Gelees.

---

* Stephen Mennell: Die Kultivierung des Appetits. Die Geschichte des Essens vom Mittelalter bis heute. Frankfurt am Main: Athenäum, 1988.
Viele der hier angeführten Beispiele sind dort nachzulesen und andere mehr.

Angesichts eines solchen Durcheinanders spottete schon früher der mittelalterliche Mönch und Klostergründer Bernhard von Clairvaux: »Wenn man vom ersten Gang gesättigt ist und den zweiten berührt, hat es den Anschein, als hätte man den ersten noch nicht gegessen.«

Es ging »alles durcheinander«, sagt der Kulinarhistoriker Eugen Droste: »Die mittelalterliche Speisenfolge hat mit dem heutigen Menu keine oder nur noch sehr wenig Ähnlichkeit.«*

Das gilt auch für die Tischsitten: Hans Jakob Christoffel von Grimmelshausen jedenfalls wandte sich mit Grausen, als er ein Gelage Ende des 16. Jahrhunderts beobachtete: »Ich sah nun, daß die Gäste fraßen wie die Säue, darauf soffen wie die Kühe, sich dabei stellten wie die Esel und endlich kotzten wie die Gerberhunde.«

Die mangelhaften Manieren waren dabei wohl das eine, die seltsame und nicht immer gesunde Beschaffenheit der Speisen das andere, schrieb der Engländer Samuel Pegge 1780: »Sie scheinen in keiner Weise zum Vorteil derer gedacht zu sein, die sie verwenden, sondern vielmehr zu ihrem Schaden. Viele der Gerichte sind so scharf gewürzt und von so merkwürdiger und widersprüchlicher Beschaffenheit, ein Mischmasch und Sammelsurium, daß ihnen offenbar nichts ferner liegt als die Absicht, etwas zur Gesundheit beizutragen.«

Die Standards waren insgesamt noch bescheiden, die Speisen oft halb vergammelt, die Esser nicht sehr kultiviert – und insofern hatten die Köche das Publikum, das sie verdienten, meinte 1931 der englische Kulturhistoriker W. E. Mead: »Es war ein Glück für die Köche, daß sie für Männer und Frauen

* Eugen Droste: Speise(n)folgen und Speise(n)karten im historischen Kontext. In: Essen und Trinken in Mittelalter und Neuzeit. Vorträge eines interdisziplinären Symposions vom 10. bis 13. Juni 1987 an der Justus-Liebig-Universität Gießen. Sigmaringen: Thorbecke, 1987

kochten, die ihr Essen hinunterschlangen, deren Gaumen abgestumpft war durch scharfe Saucen, gewürzte Weine, durch Pfeffer, Senf und Ingwer und Kubeben und Kardamom und Zimt, mit dem sie dem unschuldigsten Fleisch und Obst zu Leibe rückten und es dabei so unkenntlich machten, daß selbst der Koch am Geschmack kaum noch erkennen konnte, aus welchen Zutaten seine Komposition bestand.«

Erste Anzeichen der Verfeinerung entwickelten sich in dem Land, das vor einigen Jahren Pasta und Pesto, Tagliatelle und Tiramisu zu den zurückgebliebenen Stämmen nördlich der Alpen und jenseits des Großen Teichs gebracht hat. In Italien hatten sie, in den Städten, schon im Spätmittelalter avantgardistische Praktiken entwickelt, den Handel kultiviert, die Kunst gefördert, Dinge von Dauer erfunden wie Konto, Storno und Disagio. Ganz im Gegensatz zu ihrem späteren Image waren die Italiener damals, so der Kulturhistoriker Mennell, getrieben von dem »Bemühen, Ordnung in die alte Unordnung zu bringen«. Die Beziehung zwischen Finanzwesen und feinen Fressalien im Kosmos der Kaufleute ging dabei weit über das Geschäftsessen hinaus: Denn der Handel mit Waren setzt einen souveränen Umgang mit den Dingen voraus, eine geistige Haltung, die auch das differenzierte Geschmacksempfinden befördern kann. So meint der Heidelberger Philosoph Hans Georg Gadamer (»Wahrheit und Methode«), das »sinnliche Unterscheiden des Geschmacks« sei »in Wahrheit nicht bloßer Trieb, sondern hält bereits die Mitte zwischen sinnlichem Trieb und geistiger Freiheit«.

Die geistige Freiheit jenseits der »dringendsten Notdurft des Lebens« (Gadamer) ermöglicht die Freiheit des Urteils, des Geschmacks. So offenbart jene Epoche der Renaissance eine verblüffende Verbindung: Wer sich von gottgegebenen Gewalten gelöst hat, Stoffballen als Stoffballen verkauft und Pelz als Pelz, wer dafür Preise festlegen und billige von teuren Qualitäten unterscheiden kann, der hat auch gelernt, die Qualitäten des Mahles zu verstehen. Er kann verschiedene

Arten von Mortadella oder Marzipan unterscheiden, die Qualitäten sinnlich empfinden, den Eigengeschmack der Speisen identifizieren und die Speisen ordnen.

Damit begann jene revolutionäre Wende in der Geschichte des Geschmacks, die den Genuß erst ermöglichte und die Dramaturgie des Menus: Die Verbindung zwischen dem Eigenen der Speisen und dem Empfinden ihrer Qualität, zwischen Gemüse und Genuß, Lachslasagne und Lustgefühl – just jene Verbindung also, die heute, zur Jahrtausendwende, wieder aufgelöst, in der Ära des Aromas, industriell eliminiert wird.

Damals war das alles noch ganz neu, »die Verschiedenheit der Salate nach den Jahreszeiten«, die »Zurichtung der Brühen und der Übergüsse«. Der Franzose Michel de Montaigne geriet richtig ins Schwärmen, als der Koch, den der Kardinal mit dem programmatischen Namen Caraffa nach Frankreich mitgebracht hatte, ihm einen Vortrag über die »Gaumenwissenschaft« hielt, und zwar, wie Montaigne 1595 amüsiert notierte, »mit einem so ernsthaften Ratsherrengesichte, als ob er mir über ein theologisches Dogma vorgepredigt hätte«. Der Koch dozierte über den »Unterschied des Appetits« vor dem Mahle und »dem nach dem zweiten und dritten Gange der Mahlzeit«, über die »Ordnung der Gerichte, wie sie aufeinander folgen müßten«, über die Zutaten eines Mahles, »was für welche man warm aufsetzt und was für welche man kalt auf den Tisch bringt«.

Die Franzosen holten indessen rasch auf. Sie stellten den Pionier in der Verwendung von Suppengrün, den Koch François La Varenne (Hauptwerk: »Le Cuisinier François«, 1651). Er schuf eine Bouillon als Grundlage für 61 Suppen und den Klassiker Bœuf a la mode, beging aber einen Fauxpas in Gestalt von »Truthahn mit Himbeeren« und tat gar noch den folgenschweren Satz: »Wenn gerade Himbeerzeit ist, lege man eine Handvoll obenauf«. Denn die süße Beigabe zum Fleischgang, die moderne Feinschmecker oft als Marotte eines um Kreativität bemühten Kochs erleben dürfen, galt damals, da die Speisenfolge eben erfunden war, als übler Rückfall in mittelalterliche Chaos-Mahlzeiten: »Geschmacklosigkeiten«, schnaubte ein Zeitgenosse, der unter dem Kürzel L. S. R. publizierte, »Absurditäten«, und: »Schaudert Euch nicht?«

Das Durcheinander war überwunden, im 18. Jahrhundert waren die Speisen bei Hofe üppig und streng in Gänge gegliedert. Ein klassisches Beispiel, das François Marin als Muster für ein Abendessen für acht Personen präsentiert, zusammengestellt »nach dem neuesten Geschmack«:

Premier service
Un quartier de mouton en chevreuil

Deux hors d'œuvres:
Un de filet de poularde en hatereau
Un de pieds d'agneau en rissoles

Second service
Deux hors d'œuvres:
Un de cuisses de poulets à l'oignon
Un de saucisse à la Sainte-Menehoult à l'oignon et anchois

Troisième service
Deux hors d'œuvres:
Un de filet de 3 lapreaux aux morilles
Un de filet mignon, sauce à la bonne femme

Quatrième service
Deux hors d'œuvres:
Un de filet de mouton émincé aux concombres
Un d'áilerons de poularde à la Hollandaise

Cinquième service
Deux plats de rôts:

48

Un de pigeons aux œufs
Un de trois poulets à la Reine
Une salade

Sixième service
Trois entre-mets:
Un de pois
Un d'artichaux à l'huile à la glace
Un de hâtelletes de rognons de coq

Septième service
Deux entre-mets:
Un de crêtes au vin
Un d'asperges

Huitième service
Deux entre-mets:
Un de tartelettes de patê d'amandes
fraises et crème à la glace
Un de rôties au lard, frites à l'huile

Neuvième service
Deux entre-mets:
Un de beignets aux petits œufs
Un de petits choux farcis

Bei einfacheren Adligen ging es ein wenig schlichter zu, aber dennoch gab es stets reichlich: Drei Gänge als Minimum, mit jeweils mehreren Gerichten. Und: Das Süße kommt jetzt immer zum Schluß. Platten mit Backwerk und Süßigkeiten, Schalen mit Früchten und Kompott, verschiedene Dessert-Zubereitungen.

Solch üppige Schlemmereien konnten sich indessen auf Dauer nicht halten. Die französische Revolution demokratisierte den Geschmack, reduzierte die ausladenden Speisenfolgen. Und es begann die Industrialisierung des Geschmacks, in den besseren Kreisen, dem höheren Bürgertum, ebenso wie in der Arbeiterklasse.

Die Sitten der oberen Stände sickerten in die Bourgeoisie durch – und wurden sogleich an die neue Zeit angepaßt. Das moderne, industrielle Zeitempfinden setzte sich auch bei Tisch durch, die Rationalisierung der Küche nahm ihren Lauf. Der Pionier, der im 19. Jahrhundert auf den Plan trat, heißt: Georges Auguste Escoffier. Der hochgerühmte Held der Haute Cuisine stammte aus der Provence und gründete mit einem Mann namens César Ritz Hotels, in London, an der Riviera. Escoffier führte die Arbeitsteilung in der Küche ein: Der Gardemanager bereitet alles Kalte, der Entremettier die Suppen und das Gemüse, der Rôtisseur den Braten, der Saucier rührt die Saucen und der Patissier macht das Gebäck.

Escoffier lobt – Zeit ist Geld! – den »modernen, schnellen Service«. Und er beklagte sich bitterlich – ganz auf der Höhe der Zeit –, daß seine Erfindung, der Pfirsich Melba, nicht patentierbar sei – worin ihm der britische Kulturhistoriker Mennell zustimmt, da doch die Komposition aus Vanille-Eis und pürierten Himbeeren einfach »genial ausbalanciert« sei.

Vielleicht hätte der Dessert-Pionier den Pfirsich eindosen und ein markantes Gehäuse gestalten sollen – dann wäre das Produkt sicher zu schützen gewesen. Ein junger Schweizer, Sohn eines eingewanderten Italieners und einer Züricher Lehrerstochter, ging diesen Weg. Und er nutzte, einen neuen Trend ahnend, die Segnungen der Chemie für die Lebensmittelproduktion.

Julius Maggi hieß der Mann. Seit 1882 experimentierte er mit Trockensuppe, 1886 erfand er seine erste Fertigsuppe. Für den endgültigen Durchbruch aber mußte der Hobbychemiker auf die Erkenntnisse von Profis zurückgreifen. Eingedenk der Erkenntnis, daß der Magen Fleisch mit Hilfe von Salzsäure zu einer fleischbrühähnlichen Substanz zu verändern vermag, experimentierte Maggi mit anderen Substanzen und erfand schließlich seine Maggi-Würze. Das Fläschchen entwarf er eigenhändig.

Die Zeit war günstig für derlei Innovation. Die Arbeiterklasse schuftete in Bergwerken und Fabriken, selbst Frauen und Kinder mußten malochen. Die Ernährungslage der ärmeren Schichten war katastrophal, Geld hatten sie nicht viel und Zeit zum Kochen auch kaum, dabei dennoch einen immensen Nährstoffbedarf, um die tägliche Plackerei bewältigen zu können.

Auf diese völlig neue Bedürfnislage reagierten neue Nahrungsmittel, die in jener Zeit in Mengen erfunden worden sind: Seit 1862 versorgte der Chemiker Justus von Liebig, der die Welt auch mit chemischem Dünger beglückte, die Hungrigen mit Fleischextrakt. 1871 erfand der Franzose Hippolyte Mège-Mouriès die Margarine. 1886 kam Carl Knorr in Heilbronn mit seiner Trockensuppe, 1894 Dr. Rudolph Oetker mit dem Backpulver. In Holzminden wurde damals das Vanillin erfunden von Herrn Haarmann. Und auch die USA meldeten sich mit revolutionären Erfindungen: 1886 rührte der Apotheker John Pemberton erstmals ein koffeinhaltiges Erfrischungsgetränk an, Vorläufer jener braunen Brause, die später zu einer Weltkarriere startete, und schon kurz darauf erblickten weitere Innovationen das Licht der Welt. Im Jahre 1890 beispielsweise: der Kaugummi, die Ananasdose.

Damit waren die Fixsterne im neuen kulinarischen Kosmos komplett. Die »Reclame«, ebenfalls just erfunden, sorgte für die massenhafte Verbreitung des neuen Geschmacks. Julius Maggi holte auch dafür einen Profi – Frank Wedekind, den Dichter.

Der reimte wacker drauflos:

> »Das wissen selbst die Kinderlein
> Mit Würze wird die Suppe fein
> Drum holt das Gretchen munter
> die Maggi-Flasch herunter.«

Oder:

> »Vater, mein Vater! Ich werde nicht Soldat,
> dieweil man bei der Infanterie nicht Maggi-Suppen hat.
> Söhnchen, mein Söhnchen! Kommst du erst zu den
> Truppen,
> so ißt man dort auch längst nur Fleischkonservensuppen.«

Seither hat die Dichtkunst ihren Platz im industriellen Nähr-
stand. Und: Des Dichters Version wurde wahr. Die ausge-
mergelten Massen nahmen Trockensuppen und Maggiwürze
dankbar auf: Chemie macht satt. Ein Meilenstein in der Industrialisierung des Geschmacks, der Emanzipation des Geschmacks von der Natur. Denn erstmals hatte die Kunst der
Chemiker einen eigenständigen Geschmack geschaffen, ohne
ein Vorbild in der Natur. Mehr noch: Nach dem neuen
Würz-Fläschchen wurde ein unschuldiges Pflänzchen benannt, das zwar so ähnlich schmeckte, aber nie als Rohstoff
eingesetzt wurde: das »Maggi-Kraut« Liebstöckel.

Man möge es den Menschen nachsehen, daß sie im Irrglau-
ben der frühen Industrialisierung noch meinten, ein Geschmack aus der Fabrik brauche eine Entsprechung, einen
Ursprung in der Natur. Als ob ein Fernseher oder ein Auto
eine Entsprechung in der Natur hätten.

Die Natur dient nur noch als Dekoration in der Werbung
für die Welt der Waren. Denn auch die »Reclame« hat sich
fortentwickelt. Was mit Frank Wedekind, dem Dichter im
Dienste von Maggi, begann, wurde perfektioniert: Food-Fic-
tion gewissermaßen ist das, was uns im Fernsehen vorgeführt
wird. Eine Erdbeere, eine knackig-rote Erdbeere – natürlich
eine pure Fiktion. Verwendet wird jetzt zumeist die sogenannte »Fruchtzubereitung«.

Doch wer hat jemals eine »Fruchtzubereitung« im Fernsehen gesehen? Oder Magermilchpulver, Süßmolkenpulver,
gar einen Emulgator? Hat schon mal jemand einen Emulga-

tor gesehen? In der »Lila Pause« ist all dies drin, aber was wir im Fernsehen sehen, sind immerzu: Alpen. Als ob dort der Emulgator wüchse. Die Alpen dienen nur als Chiffren für etwas Ursprüngliches in jenen sekundenkurzen Märchen aus der wunderbaren Welt der Lebensmittel, die uns aus dem Fernsehen entgegenstrahlen. Die Milch von dort, »gute Alpenvollmilch«, dazu eine »Extraportion Sahne«, soll auch in die »Alpia-Schokolade« kommen, »Alpenvollmilch«. »Wie der Name schon sagt«, fügt die Fernsehstimme hinzu.

Es weiß natürlich heute jedes Kind, daß dies alles Märchen sind. Daß die Grenzen aufgehoben sind zwischen der echten, eßbaren Welt und der Welt der fiktiven Figuren. Sie kriegen ja früh schon »Happy Hippo Snacks« mit, laut Fernsehwerbung, »hippostarken Haselnüssen« und »Hippo-Milch«. Was Ferrero ihnen verkauft, ist ein eßbares Märchen. Und Ferrero zahlt kräftig echtes Geld, damit die Kids die Hippo-Geschichten glauben: 60 Millionen Mark gab der Konzern laut *Lebensmittelzeitung* 1996 für Reklame allein für Milchschnitte, Kinder-Schokolade und die Happy Hippo Snacks aus – bei einem Gesamt-Etat für Werbung von 300 Millionen Mark jährlich. Die fröhlichen Nilpferd-Kreationen wurden, wie die *Lebensmittelzeitung* Anfang 1997 zu berichten wußte, »in ihrer Geschmackskombination eigens auf die sensorischen Vorlieben der jüngsten Verbraucher abgestellt. Für erwachsene Gaumen sind die Artikel viel zu süß. Das wußten die Ferrero-Leute.« Der Erfolg: 48,1 Prozent aller 6–9jährigen verzehren Happy Hippo Snacks, so eine repräsentative Markt-Studie.

Der Geschmack ist ein Marketing-Instrument geworden. Mit dem Produkt und den Rohstoffen hat er nicht unbedingt etwas zu tun, er hat sich verselbständigt.

Doch die bisherige Dosis kann, so scheint es, die Leute nicht mehr so recht befriedigen. Sie wollen immer mehr davon.

»Der Kunde will ein deutliches Geschmackserlebnis mit dem Holzhammer«, sagt der Entwicklungs-Chef von Knorr.

Das deckt sich mit amerikanischen Erkenntnissen. In einer Studie zu den »Top Ten Trends« schreibt das US-Fachblatt *Food Technology* im Juli 1996: »Der wichtigste unserer Mega-Trends ist die Forderung nach geschmackvollerem Essen«. Kurze Formel: »Flavor and Spice are nice.« Zu deutsch etwa: »Gewürz und Aroma sind prima.« Scharfes läuft schneller: Der Absatz an Salsa-Sauce etwa hat sich von 1991 bis 1995 verdoppelt, auf 488 Millionen US-Dollar. Amerikas Pro-Kopf-Verbrauch an Gewürzen ist in den letzten zehn Jahren um ein Pfund angestiegen, von den scharfen Gewürzen wie roter und schwarzer Pfeffer kippten die Amerikaner fast doppelt so viel ins Essen (plus 73 Prozent) wie noch vor zwanzig Jahren. Offenbar haben die Mitglieder der Weltführungsmacht mittlerweile eine Hornhaut auf der Zunge. Die scheinen sie auch zu brauchen, denn zu den erfolgreichen Neueinführungen der jüngeren Zeit gehört Leckeres wie etwa fettfreie Mayonnaise vom Typ »Warm Caribbean« oder »Greek Classic« mit Knoblauch, Zitrone, Oregano und Parmesan.

Die Geschmacksfrage wird im Fast-Food-Paradies jetzt schon an prominenter Stelle gestellt: In der *New York Times* erörterte die Wissenschaftlerin Barbara P. Klein von der Universität von Illinois die Frage: »Verderben uns künstliche Aromen für den Geschmack echten Essens?« Sie kann da nur Vermutungen anstellen: »Wenn Menschen nie oder selten frische Himbeeren probieren, dann beginnen sie den künstlichen Geschmack zu akzeptieren, dem sie immer ausgesetzt waren.« Und: »Wenn sie die Wahl haben zwischen dem Geschmack von frischen Beeren und künstlichem Himbeergeschmack, fürchte ich, würden sie den künstlichen vorziehen, weil er intensiver ist.«

Die Sucht nach der höheren Dosis hat auch Europa schon erfaßt: Hierzulande brauchen Jugendliche heute, so eine Studie, 20mal intensivere Reize als noch vor zehn Jahren, um einen Geschmack als solchen wahrzunehmen.

Die Geschmacksprägung beginnt in der Kindheit. Und wenn die Nachwuchsgeneration frische Himbeeren nicht schätzt und stets Dosen bevorzugt, bringt das eine ganze Branche um die Existenz: die besseren Restaurants. Sie haben jetzt die Herausforderung angenommen, gehen flächendeckend in die Schulen, um das frische Aroma zu präsentieren und die Kleinen fürs Hausgemachte und die höhere Kochkunst zu gewinnen. Die Dosenfutterindustrie hält mit Milliardenaufwand dagegen, erforscht kindliches Verzehrverhalten, plaziert Werbespots ins Kinderzimmer, konstruiert Kindgerechtes.

Der Kampf um die Kleinen hat begonnen.

4. Das dressierte Kind:
Der Kampf um die Kleinen

Das Geheimnis des grünen Büschels. Kreuzberger Türkenkinder kennen ihre Kräuter. Warum Mickymaus für Maggi so wichtig ist. Mehr Horrorwerbung für Kinder!

Das Rätsel war grün, hatte unten dünne Stengel und roch ein bißchen seltsam. Die Kinder standen, Kochmütze auf dem Kopf, Schürze am Bauch, ratlos ums Büschel herum. Dann wagte sich ein Mädchen mit dem schönen Namen Zerga vor: »Ist das Petersilie?« Es war Petersilie.

Das fröhliche Kräuterraten ist neuerdings Schulfach: Köche kommen, alle Jahre einmal, ins Klassenzimmer und üben »Geschmacksunterricht«, wie etwa in der Filderschule in Stuttgart-Degerloch, wo Zerga ihren Treffer landete. Die Kinder sollen Geschmäcker unterscheiden lernen, süß von bitter beispielsweise, und Dosenware mit Frischem vergleichen. Das Unterrichtsergebnis ist durchaus zwiespältig. In der Realschule Hinterweil in Sindelfingen konnten die Siebtklässler im Juli 1995 nicht sehr viel mit echtem Pfirsich anfangen: Vier von Fünfen gaben im Blindtest der Dosenware den Vorzug. In Frankfurt-Rödelheim traf hingegen die Grundschülerin Anja eine Entscheidung fürs Leben, die in eine andere Richtung ging: Sie wolle, so sprach sie, »nie wieder Dosenpilze essen«. Denn: »Die frischen Champignons schmecken viel besser und sind nicht so matschig.«

Eine Kreuzberger Schule, in der zwei Drittel Türkenkinder am Geschmacksunterricht teilnahmen, beeindruckte selbst die vornehme Hamburger Wochenzeitung *Die Zeit* – wegen des hohen Niveaus in Kulinarkunde: »Auf Anhieb konnte dort die mineralreiche salzige Meeresalge als Meeresbohne benannt werden.« Bravo. Wer kann das schon. Die Erklärung fand Ernst-Ulrich Schassberger, einer der Organisatoren: »Die sind in der Kultur viel weiter«, lobte er die Türken und gab auch den Grund an für den Kulturvorsprung: »Da wird eben zu Hause noch viel mehr frisch gekocht.«

Das ist das Lernziel. Und Ernst-Ulrich Schassberger verfolgt es nicht ganz ohne Eigennutz: Er ist Präsident der Köchevereinigung Eurotoques, einem internationalen Zusammenschluß der ruhmreichsten Köche. Gründungspräsident in Deutschland ist beispielsweise Eckart Witzigmann, in Frankreich der glorreiche Paul Bocuse, in Italien Gualtiero Marchesi, der Unsterblichkeit erlangt hat mit jenem vergoldeten Safranrisotto, das er zur Hochzeit des früheren deutschen Bundespräsidenten Walter Scheel aufgetischt und noch heute in seinem Restaurant in Erbusco serviert, sehr schön anzusehen, mit leicht metallischem Abgang.

Wer bloß Dosen-Blech mag, wäre fürs Safranrisotto wohl verloren. Wer nur Tütensuppen liebt, verschmäht vielleicht die berühmte Trüffelsuppe von Bocuse, für die er zum Ritter der Ehrenlegion geschlagen wurde: ein Kunstwerk mit Blätterteig-Deckel und üppig Trüffeln in feinster Hühnerbrühe. Die Koch-Künstler haben deshalb europaweit den Kampf aufgenommen gegen Kunst-Köche aus den Fabriken: Die Geschmacks-Offensive an den Schulen läuft jetzt alljährlich im Oktober an 1000 Schulen in Deutschland, außerdem in Frankreich und Finnland, in der Schweiz und in Schweden, in Portugal und Dänemark. »Alle stürzen sich wie die Geier auf die Zielgruppe Jugend«, sagt die Marktforscherin Cordula Krüger, die für die Agentur Lintas eine Jugend-Studie erarbeitet hat.

Denn auch die Industrie zielt auf die junge Generation: Es geht um die Zukunft, und es geht auch um viel Geld. Denn die Kleinen kassieren allmonatlich Millionen und haben zudem Milliarden auf der hohen Kante. Und: Sie üben zunehmenden Einfluß aus auf die zusätzlichen Milliarden, die Papi und Mami ausgeben.

In Deutschland kriegen Sechs- bis Siebzehnjährige, so die »Kids Verbraucher Analyse 1996«, eine repräsentative Studie im Auftrag mehrerer Verlage, 5,45 Milliarden Mark an Taschengeld im Jahr. Hinzu kommen Geldgaben zu Geburtstag und Weihnachten von über zwei Milliarden und die Kohle auf der hohen Kante: Nach der Studie haben die Kids in diesem Alter schon knapp zehn Milliarden Mark auf ihren Konten. Die Sieben- bis 20jährigen verfügen gar über eine jährliche Kaufkraft von mindestens 35 Milliarden Mark, so eine Untersuchung des Jugendmagazins *Bravo* und des Instituts für Jugendforschung (IJF) in München.

Darüber hinaus haben die lieben Kleinen einen erheblichen Einfluß auf das Einkaufsverhalten ihrer Eltern: »Was die Kids wollen, kommt in die Tiefkühltruhe«, sagt der Geschäftsführer des Deutschen Tiefkühlinstituts. Kinder sind »Big Business«, schrieb im März 1996 das US-Fachblatt *Food Technology*. Denn sie bewegen einen wachsenden Markt: 1993 beeinflußten die amerikanischen Kinder unter 12 Jahren Lebensmittel-Einkäufe ihrer Eltern für 82,4 Milliarden Dollar, 1995 schon für 94,9 Milliarden Dollar. Ihr eigenes Geld geben sie überraschenderweise, so eine US-Untersuchung von 1995, keineswegs nur für Spielzeug aus, sondern zu 30 Prozent für Lebensmittel, Snacks, Süßigkeiten, Drinks. Dabei sind die Kleinen schon sehr kompetent und können die einschlägigen Marken gut aufsagen: Kinder zwischen sieben und 15 Jahren hatten 1993 schon 700 Markennamen gespeichert, so ergab eine Studie des Stuttgarter Ehapa-Verlages: »Mit diesem wahrhaft fundierten Wissen«, so die Ehapa-Studie, seien die Kleinen »tagtäglich als äußerst dynamische Berater bei der Einkaufsplanung ihrer Eltern behilflich«. Sechs von zehn Kindern in Deutschland setzten beim Einkauf ihre Markenwünsche auch durch – »und degradieren Mami zur ›Besorgerin‹«. Vor allem bei Süßwaren, Getränken und Joghurts, aber auch bei Tiefkühlpizza ist der »Mitbestimmungsgrad« enorm, wie die »Kids Verbraucher Analyse 1996« ergab.

Und das Markenbewußtsein steigt: Hatten 1988 nur 29 Prozent der Kleinen klare Markenpräferenzen für die Produkte, waren es 1993 schon 39 Prozent – ein deutlicher Verdienst der Reklame, um die die Verlage alle buhlen bei Nestlé & Co.

Ärgerlich für die Nahrungsmittelproduzenten: Die Kinder wollen eigentlich gar nichts Neues. Sie zeigen ausgeprägte Symptome von »Neophobie«, schreiben die Ehapa-Leute und beziehen sich auf Erkenntnisse des holländischen Professors Egon P. Köster: Der hat herausgefunden, daß die Kids neue Nahrung ablehnen, »weil sie potentiell gefährlich ist«. Eine uralte, womöglich instinktive Vorsichtsmaßnahme.

Es gibt natürlich eine Möglichkeit, das ein bißchen zu beeinflussen. Der Ehapa-Verlag hat da gewisse Möglichkeiten, denn er ist ein Tochterunternehmen der Egmont-Gruppe aus Kopenhagen, ein, laut Eigen-Einschätzung, »führendes Medienhaus«, das mit 118 Tochtergesellschaften in 25 Ländern agiert und unter anderem Micky Maus und Asterix herausbringt. Das hat zwei große Vorteile: Es gibt viele Seiten, die mit Anzeigen zu füllen sind. Und: Sie treffen ziemlich früh auf die Kinder, und das ist wichtig, um der gefürchteten »Neophobie« entgegenzuwirken. Denn, so scheint es, die Neophobie ist heilbar.

Eigentlich wählen die Kinder das, was ihnen gut tut. Das weiß man dank der kanadischen Kinderärztin Clara Davis. Sie ließ schon in den zwanziger Jahren Kleinkindern im Alter von sechs bis neun Monaten die freie Wahl zwischen Äpfeln, Bananen, Fisch, ja sogar Innereien und Knochenmark. Auch Getränke konnten sie sich aussuchen: Wasser, Orangensaft oder Milch. Das erstaunliche Ergebnis: Die Kinder wählten instinktiv das, was für sie gesund war, und sie glichen sogar automatisch Defizite aus. Ein Kind mit wenig Magensäure aß vorzugsweise Saures, eines mit Rachitis nahm sogar freiwillig

Lebertran – jedenfalls so lange, bis die Krankheit abklang. Das Ergebnis, so die Ärztin: »Lachende, aktive, glückliche Kinder.«

Der holländische Professor Köster kam, aufgrund neuerer Studien, zu ähnlichen Schlüssen: die Kleinen zwischen einem und vier Jahren treffen instinktsicher eine Wahl für die Nahrungsmittel, die für sie wichtig sind. Sie hörten auf zu essen, wenn sie genug Kalorien hatten, nahmen auch Salz nur in zuträglichen Mengen.

Dabei entwickeln sich früh schon dauerhafte Vorlieben, so die Studie aus dem Hause Ehapa: »Was dem Säugling zuerst gefüttert wird, gehört oft auch zu den bevorzugten Geschmacksrichtungen des Heranwachsenden und des Erwachsenen«. So haben andere Untersuchungen beispielsweise ergeben, daß Kinder, die früh schon Fertignahrung mit synthetischem Vanillin bekamen, später eine starke Vorliebe für diesen Geschmack entwickelten – viermal häufiger als Kinder, die mit Muttermilch gestillt wurden.

Die Konzerne versuchen daher verständlicherweise, die lieben Kleinen so früh wie möglich mit ihren Produkten zu beglücken. Die Zeitschrift *Eltern* beispielsweise profitiert von diesem Bestreben mit üppiger Reklame: Für das »erste Mahl« von Sonnen Bassermann beispielsweise, einen »Nudelauflauf mit Käse«, das sind »beste Hartweizennudeln und die besondere Gewürzmischung«, die schmecken »wie selbstgemacht«. Reklame über Reklame: für Hipp »Märchen-Land Kinderflakes«. Den »Milubrei Stracciatella Milchbrei«. Die »Alete 5-Korn-Milchnahrung«. Oder die »Kellog's Smacks«. Und, fürs ganz kleine Kind: die »Nestlé Beba H. A.«, eine »allergenarme« Säuglingsnahrung »vom ersten Fläschchen an«.

Im Kleingedruckten allerdings rät Nestlé in *Eltern* den Eltern, vor der Verfütterung den Doktor zu fragen: »Wenn Sie eine Säuglingsanfangsnahrung verwenden wollen, sprechen Sie bitte mit Ihrer Klinik oder Ihrem Kinderarzt.«

Mit diesem Hinweis will die Firma neuerlichem Ärger aus

dem Weg gehen. Denn bei der Markteinführung der »hypo-allergenen« Säuglingsnahrung in den USA gab es, wie die *Lebensmittelzeitung* 1989 berichtete, »Schreckensmeldungen« über unangenehme Nebenwirkungen: Babies, die den neuen Milchersatz »verabreicht bekommen hatten, begannen zu würgen oder mußten sich übergeben. Einige erlitten gar Schwächeanfälle oder Koliken.« In Europa wurde sogar von allergischen Schocks berichtet.

Nestlé rechtfertigt sich zwar mit dem Argument, unter den vielen Säuglingen, die die Babynahrung erhalten hatten, seien nur »sehr, sehr wenige« gewesen, die an Nebenwirkungen gelitten hatten. Doch die anhaltenden Berichte, etwa 1991 im renommierte Ärzteblatt *The Lancet,* über Säuglinge mit Hautausschlägen (»Atopische Dermatitis«) taten ihre Wirkung – zumal der *Lancet*-Autor vor einem möglichen »anaphylaktischen Schock« mit tödlichem Ausgang warnte, verursacht von Restmengen an Allergie-Auslösern wie Kuhmilch, Soja oder Erdnuß in der »allergenarmen« Kindernahrung. Überdies meldeten sich Experten zu Wort wie der Allergologe Professor Ulrich Wahn vom Virchow-Klinikum an der Berliner Humboldt-Universität. Der meinte, die Bedeutung der frühkindlichen Anti-Allergie-Nahrung auf die langfristige Entwicklung sei durchaus »umstritten«. Denn nach neueren Untersuchungen spielt es schon bei Siebenjährigen überhaupt keine Rolle mehr, ob sie als Säuglinge das Fabrikpulver bekommen haben.

Alles »Polemik«, meint die Zeitschrift *International Food Ingredients,* das Fachorgan für industrielle Ingredienzen. Doch die Polemik zeigt Wirkung, so meldete das Blatt 1996: Die Mütter in den Industrienationen wendeten sich ab von der Pulvermilch, »die Nachfrage nach Fertignahrung schwingt in die Dritte Welt«. Und das sei auch gut so, meint das Blatt: Schließlich liegen die wichtigen Regionen, schon allein hinsichtlich der Kinderzahlen, in China und Indien beispielsweise. Dagegen sei Europa von »relativer Unwichtigkeit«.

Und auf die ganze Welt bezogen ginge der Trend, trotz »anhaltender Polemik« in den entwickelten Ländern, eindeutig »in Richtung zunehmender Flaschennahrung«. In Afrika und Nord- und Südamerika beispielsweise würden nach einer Studie der Weltgesundheitsorganisation schon zwei Drittel der Säuglinge auch mit Fertignahrung gefüttert, in Trinidad bekämen gar schon 80 Prozent aller Babys Fertignahrung oder anderen Muttermilch-Ersatz.

Das freut die Firmen, auch wenn es jetzt schon wieder Ärger bringt: Anfang 1997 kritisierten das Weltkinderhilfswerk Unicef sowie eine Gruppe von britischen Wohltätigkeitsorganisationen und Kirchen die Hersteller von Babymilch, darunter Nestlé, die schweizerische Firma Gerber, Milco aus Dänemark und die niederländische Milupa-Mutter Nutritia. Sie hätten bei der Vermarktung ihrer Produkte in Entwicklungsländern die Vorteile der Ernährung durch Muttermilch unterschlagen und verstießen damit gegen einen 1981 von der Weltgesundheitsorganisation erlassenen Verhaltenskodex.

Eine Untersuchung hatte ergeben, daß Nestlé und die anderen Pulverproduzenten in Ländern wie Bangladesch, Polen, Thailand und Südafrika Frauen mit geballter Werbemacht vom Stillen abbringen wollen. Firmen-Angestellte hätten überdies in Gesundheitseinrichtungen direkten Zugang zu Müttern gesucht, um ihr Pulver loszuwerden. Ein klarer Verstoß gegen den WHO-Verhaltenskodex. Denn die WHO propagiert seit langem das Stillen: Nach diversen Untersuchungen leiden Kinder, die von der Mutterbrust genährt wurden, seltener an Allergien, weniger an Diabetes, bekommen sogar weniger Arteriosklerose und sind überdies, wie manche Untersuchungen meinen, auch noch intelligenter als Flaschen-Kinder. Hinzu kommt, daß die industrielle Fertignahrung in der Dritten Welt, angerührt mit verseuchtem Wasser, auch noch zum Krankheitserreger werden kann. Säuglinge, die mit Milchpulver ernährt wurden, litten öfter an Durchfall, Erkrankungen der Atemwege, Unterernährung, Mangel an

Vitamin A. Das Kinderhilfswerk Unicef setzte sich deshalb vor dem Uno-Ausschuß für die Rechte der Kinder dafür ein, daß Werbung für Milchpulver zur Babyernährung verboten werden sollte.

Das würde vielleicht ein bißchen zu weit führen. Daß die Babyfutterhersteller nicht auf die Vorzüge des Konkurrenzproduktes Muttermilch hinweisen, möchte man ihnen fast nachsehen. Denn wenn die Mutterbrust tatsächlich intelligenter macht, wäre die nächste Generation völlig immun gegen die Milchpulverreklame, die teuren, aber schlechteren Ersatz für ein gratis erhältliches und ultragesundes Nahrungsmittel wie die Muttermilch verkaufen will.

Andererseits wäre es nicht nur böswillig, sondern auch unlogisch, den Pulverfabrikanten wie Nestlé zu unterstellen, ihnen wäre das Wohlergehen ihrer kleinen Konsumenten gleichgültig, ja sie nähmen gar Todesfälle durch allergische Schocks oder vergiftetes Wasser in Kauf. Denn die industriellen Lieferanten wollen ja die Kleinen weiter begleiten, nähren und umsorgen. Möglichst ein Leben lang.

Und sie stellen sich auch ganz entschieden auf die Seite der Kinder. Sie bemühen sich, die Warenwelt kindgerecht zu gestalten. Denn die Kinder werden immer früher mit dieser Welt der Waren konfrontiert. In Amerika gehen manche Kinder schon mit vier Jahren ohne ihre Eltern einkaufen. Für vier von fünf kleinen Amerikanern ist der Supermarkt ein entscheidender Sozialisationsraum, sie treffen dort zum ersten Mal auf die käuflichen Güter. Und was finden sie dort? Lauter Sachen für Große. Klagt die Zeitschrift *Food Technology*: »Nur ein relativ kleiner Anteil der Nahrungsmittel ist speziell für Kinder designed und zubereitet.« In den USA seien in den letzten Jahren bloß 650 Lebensmittel-Produkte für Kinder eingeführt worden: »Da bleibt viel Platz für neue Marktauftritte.«

Zumal sich die neuen Marken ganz leicht den Kindern zuwenden können: In einer Zeit, da viele Kinder bei alleinerziehenden Eltern aufwachsen, wollen diese den Wünschen ihren Kindern gern Folge leisten. Und wenn »nachgiebige Eltern ihren Kindern das Sagen überlassen im Supermarkt« (*Food Technology*), kann sich der Produkt-Stratege direkt an die Kleinen wenden.

Die Werber haben sich schon auf den kindgerechten Auftritt vorbereitet und sich so richtig eingefühlt in die Welt der Kleinen. Und diese Welt ist manchmal ganz schön brutal. Eltern und Pädagogen mögen klagen über Killer-Videos und Gewalt auf dem Schulhof. Die Werber hingegen schlagen sich kompromißlos auf die Seite der Kids. Wenn beispielsweise Knaben als Kunden gewonnen werden sollen, sind vor allem gewalttätige Helden empfehlenswert, brutale Ninjas, Muskelmänner, der Terminator. Denn: »Jungen lieben Gewalt«, konstatiert die englische Werbe-Expertin Jane Mathews in einem Aufsatz zum Thema »Wie man mit effektiver Werbung auf Kinder zielt«[*] Jungen, so Methews, »sind fasziniert von Zerstörung, Superhelden, Monstern, Fahrzeugen und Waffen«. Diese Vorliebe der kleinen Waffennarren gelte es in der Reklame taktisch zu nutzen, rät sie den Erzeugern von Schokoriegeln und Snacks, Kindersuppen und Joghurts: »Scheuen Sie sich nicht, Produkte zu entwickeln, die dies nutzen – Kinder genießen die Spannung, die darin liegt.«

Die Werbung hat natürlich keine ideologischen Motive, ebensowenig wie pädagogische. Sie peilt nur exakt die Lebenswelt der Zielgruppe an, ohne moralische Skrupel oder gar Gewissensbisse. Auch die Gesundheit der Kinder ist den Marketing-Experten kein angemessenes Kriterium für PR-Feldzüge. Den naheliegenden Gedanken, treusorgenden Eltern besonders gesunde Kindersnacks ans Herz zu legen, halten die Experten aus dem Food-Business für grundfalsch,

---

[*] Jane Mathews: How to make effective advertising aimed at children. In: Glen Smith (Hg.): Children's Food. Marketing and innovation. London: Chapman & Hall, 1997.

schon im Ansatz. Denn es gilt ja, die Ware ans Kind zu bringen. Und einem normalen Kind ist die Gesundheit natürlich völlig schnuppe. »Trotz des Interesses der Eltern an gesunder Ernährung«, riet das US-Expertenorgan *Food Technology* deshalb im März 1996 den Lebensmittelherstellern, sollten sie hier »vorsichtig sein und die Produkte nicht zu gesund machen«.

Das haben die Produzenten offenbar beherzigt.

Die Stiftung Warentest kam jedenfalls zu dem Schluß, daß Kinderjoghurts und andere Molkereiprodukte für die Kleinen nicht übermäßig gesund seien: »Zu süß, zu fett, zu häufig Aromastoffe.« Und auch die neuen Kinderfertiggerichte, Suppen, Schinkennudeln, Kinder-Ravioli seien nicht gerade empfehlenswert: Sie sollten »nur in Ausnahmefällen auf den Tisch kommen«, riet das Magazin *test* im August 1996. Und um die Kleinen vor Mangelernährung zu bewahren, sollte auf jeden Fall noch zugefüttert werden: mit einem Joghurt, einer Banane.

Dabei sind die Schnell-Gerichte nicht direkt schädlich, betonte das Magazin: »Wir fanden nichts akut Gesundheitskritisches«. Es bekommt also kein Knabe einen Magenkrampf, kein Mädchen einen Hautausschlag. Aber das Kind kriegt zu viel Salz ab und zu wenig Nährstoffe. Selbst die Gläschen für die Kleinen von eineinhalb bis drei Jahren enthalten, gemessen an den Empfehlungen der Deutschen Gesellschaft für Ernährung, zu wenig Energie, zu wenig Eiweiß, zu wenig Kohlenhydrate. Die »Alete piccolini Ravioli« beispielsweise enthielten nur 70 Prozent des empfohlenen Energiegehaltes für diese Altersgruppe, die Dose mit den Unox »Junior Dschungel-Nudeln« nur 66 Prozent, die Maggi »Kids Hühnersuppe« nur 24 Prozent. Auch die Älteren können Mangel leiden, wenn sie mit den Dosen, Gläschen und Tüten nach Hersteller-Rat verpflegt werden: Die Hipp »Rotkäppchen Kinder-Ravioli« und der Unox »Junior Hexen-Schmaus« enthalten laut *test* nur 40 Prozent, die Maggi »Kids Tomatensuppe«

nur 25 Prozent der Eiweißration, die für Sieben- bis Zehnjährige empfohlen wird.

Die unabhängigen Warentester sind deshalb skeptisch gegenüber den – nicht einmal billigen – Kindererzeugnissen: »Hier werden schon die Jüngsten auf Industriekost und spezielle Marken eingeschworen, auf eine Ex-und-hopp-Gesellschaft, in der der Wert natürlicher Nahrungsmittel nicht mehr erkannt wird. Durch die Verpackung wird die Grenze zwischen der Realität des Nahrungsinhalts und der irrealen Welt der Märchen- und Comicfiguren für Kinder verwischt.« Und sie werden auf die Zutaten vorbereitet, die sie als erwachsene Fertigkostkonsumenten erwarten: »Die Zutatenverzeichnisse (inklusive Geschmacksverstärker und Aromen) unterscheiden sich kaum von denen ähnlich schmeckender Tütensuppen für Erwachsene.«

Die Erzeugnisse sind gleichwohl erfolgreich: 46 Prozent aller Eltern kaufen nach einer Untersuchung des Instituts für angewandte Verbraucherforschung Kinderlebensmittel – weil die Kleinen sich dies wünschen. 36 Prozent, weil sie sie »als besonders gut für Kinder« einschätzen. »Micky Maus als Kinderfänger?« fragt die Zeitschrift *test* angesichts der Tatsache, daß derlei Kinder-Leckereien »mehr und mehr die Supermärkte überschwemmen.«

Und angesichts des massenhaften Verbrauchs solcher, wenngleich nicht akut gesundheitsschädlicher Kost, so das Verbrauchermagazin, »wundert es nicht, daß Risikofaktoren für spätere Herz-Kreislauf-Erkrankungen schon bei Schulkindern nachweisbar sind: Übergewicht, zu hoher Blutdruck, zu hohe Blutfettwerte«.

Die ersten Anzeichen sind schon da. Viele Kinder sind offenbar wandelnde Risikofaktoren: Bei einer Vorsorgeuntersuchung für 13jährige im Raum Hamburg hatten 1995 die Statistiker des Kölner Zentralinstituts für kassenärztliche Versorgung jedenfalls einige erschreckende Feststellungen gemacht: Jeder vierte Junge und jedes fünfte Mädchen litten an Allergien oder Asthma, fast 20 Prozent aller Kinder an Übergewicht. Zwar waren nur 317 Kinder zu der Untersuchung erschienen – aber eine Studie der Universitäts-Poliklinik der bayrischen Landeshauptstadt unter 5000 Kindern im Großraum München ergab Ähnliches: 13 Prozent aller Sechs- bis Zehnjährigen waren stark übergewichtig, was übereinstimmt mit Daten aus Stuttgart von Anfang 1997.

In den USA, wo die Kinder noch dicker sind und die Zahl der Übergewichtigen zwischen sechs und elf Jahren in den letzten anderthalb Jahrzehnten gar noch um 54 Prozent angestiegen ist, fanden Kardiologen 1990 bei jedem dritten Kind Ablagerungen an den Gefäßwänden – schon im Alter von unter fünf Jahren.

Und zunehmend gleichen sich die Gebrechen im zarten Alter rund um den Globus an: Der Cholesterinspiegel, der nach allgemeiner Ärzte-Meinung die Gefahr eines Herzleidens anzeigen kann, pegelt sich weltweit auf hohem Niveau ein. Die bayrischen Wissenschaftler fanden bei Erst- bis Viertkläßlern einen Wert von 175 Milligramm pro Deziliter, mehr sogar als der Durchschnittswert amerikanischer Gleichaltriger (150). Der Pegel bei malaysischen Schulkindern von 11 bis 19 Jahren liegt, so eine 1996 veröffentlichte Studie der Weltgesundheitsorganisation WHO, schon seit einigen Jahren so hoch wie der von gleichaltrigen Finnen: bei 189.

Und auch beim Gewicht holen die einstmals unterentwickelten Länder mächtig auf: Im Stadtstaat Singapur waren noch 1974 nur ein Prozent aller Schulkinder zu fett – 1992 hatten die kleinen Asiaten hier Münchner Niveau erreicht: 13 Prozent haben jetzt Übergewicht. Die dicke Internationale formiert sich.

Die Kinder der Globalisierung gleichen sich an. Sie spielen die gleichen Videospiele, sie sehen die gleichen Musikvideos, sie verkostigen sich aus den gleichen Quellen. Und sie tragen die gleichen Klamotten. Sie sind auf dem Weg zum globalen Geschmack.

Natürlich gibt es auch Widerstand. In Italien gibt es gewisse Resistenzen gegen industrielles Fast Food. In Afrika bewahrt schon die Armut vielerorts vor Verlockungen. In der arabischen Welt gibt es Protest gegen die Dominanz der westlichen Kultur. Und in Asien versuchen die Regenten, die Dämme zu halten gegen Sateliten-TV und abendländische Freiheiten.

Andererseits nimmt auch die Food-Industrie regionale Rücksichten. Die Industrie produziert so gut es geht nach Maß. Wie der Herrenausstatter Hugo Boss für die kleinen Herren in Asien den Zweireiher ein bißchen enger schneidet, so mischen die Geschmacksverkäufer ihre Chemikalien auch nach örtlichen Vorlieben. Nur: Die Chemikalien sind, wie die Stoffe bei Boss, überall die gleichen.

Die Strategen der Lebensmittelwerbung wehren sich beispielsweise gegen das rufschädigende Vorurteil, die weltweit verbreiteten Produkte seien ungesund, und die Reklame fördere auch noch das ungesunde Leben der Kinder. Der Marketingfachmann Professor T. P. Barwise von der London Business School versichert beispielsweise:

»Die Lebensmittel und Getränke, die in Kindersendungen im Fernsehen beworben werden, sind in diesem Sinne nicht gefährlich. Natürlich wäre es ungesund, sich von nichts anderem als, sagen wir, Schokolade zu ernähren. Genauso wie es ungesund wäre, von nichts anderem als von Linsen zu leben.«

Da hat der Professor natürlich recht. Nur: Es gibt keine weltumspannende Linsenreklame. Das Kino kennt kaum Linsenwerbung, das Fernsehen nur sehr selten. Es gibt nicht an jeder Tankstelle, an jedem Kiosk, bei jeder McDonald's Filiale in München, Moskau, Paris, Stuttgart, Linsen.

Aber: Es gibt überall Cola. Coca Cola, Pepsi Cola, Afri Cola. Und: Es gibt offenbar Menschen, die sich fast nur davon ernähren. So meldete die Deutsche Presse Agentur Anfang 1997:

»Cola bewirkt bei Kindern angeblich Knochenschwund.

MÜNCHEN; 8.Januar (dpa). Immer mehr Kinder müssen wegen Knochenschwund (Osteoporose) behandelt werden. Ursache seien gravierende Ernährungsmängel, schreibt die Zeitung *Ärztliche Praxis*. Die bei Kindern beliebten Softdrinks wie Cola-Getränke und Limonade seien reine »Kalzium-Räuber« zu Lasten des Knochengewebes. Das jüngste bekannte Osteoporose-Opfer in Deutschland ist dem Fachblatt zufolge ein elfjähriges Kind. Es hatte sich überwiegend von Cola-Getränken und Gebäck ernährt. Die Folge waren Knochenbrüche schon bei geringsten Anlässen.«

Die von dpa eigens befragte Expertin Jutta Semler vom »Kuratorium Knochengesundheit (Sindheim)« führte das Phänomen auf den Phosphor in solchen Softdrinks zurück. Vor allem Süßigkeiten, Kakao und Schokolade, enthielten ebenfalls hohe Mengen an Phosphor, was bei gleichzeitigem Mangel an Kalzium – der in Milch, Kohl und Brokkoli enthalten sei – zu »brüchigen Knochen« führen.

Wenn Cola Knochen wackeln läßt, also bisweilen gefährliche Nebenwirkungen haben kann, dann wäre es vielleicht angeraten, so könnten besorgte Mütter meinen, auf dem Etikett einen Hinweis anzubringen wie bei Arznei-Reklame: »Wegen Risiken und Nebenwirkungen befragen Sie Ihren Arzt oder Lebensmittelchemiker.«

Doch es wäre nicht ganz einfach, eine solche Forderung durchzusetzen. Denn für Fragen der Etikettengestaltung ist weltweit ein einziges Gremium zuständig. Das hat seinen Sitz in Rom, tagt an wechselnden Orten auf der Welt – und wird vornehmlich von den Leuten besucht, die Coca Cola und andere Lebens- und Genußmittel herstellen.

5. Doppel-Blind-Versuche:
Die Ohnmacht staatlicher
Kontrolleure

Warum ein Beamter einmal während der Arbeitszeit ein hochprozentiges Wässerchen brennen mußte. Der freundliche Herr aus Kanada kennt die verborgenen Geschmacksqualitäten australischer Sägespäne nicht. Je weniger Gift, desto schlimmer?

Gregory D. Orriss ist ein freundlicher Herr mittleren Alters. Er hat ein Büro in Rom, ganz in der Nähe des Kolosseums. Doch von dem antiken Bau sieht er ebenso wenig wie von den prächtigen Gärten des Palatin, den grünen Hügeln und römischen Villen nebenan. Er sieht nur auf die Berge von Papier, die sich in seinem Zimmer türmen, und wenn er mal den Blick aus dem Fenster schweifen läßt, dann fällt der bloß in einen unschönen Innenhof in dem riesigen Bürokomplex zwischen den Caracalla-Thermen und dem Circus Maximus.

Mister Orriss ist ein wichtiger Mann. Er arbeitet bei der FAO, der Welternährungsorganisation der Vereinten Nationen (Food and Agriculture Organization of the United Nations). Dort kümmert er sich um die Kennzeichnung von Lebensmitteln, um Giftrückstände und Zusatzstoffe, er ist zuständig für Babykost und Diätnahrung. Die Vorschriften, die in seiner Abteilung entstehen, sind ungleich bedeutsamer als alles, was in Bonn, Wien, Bern oder Brüssel in Sachen Lebensmittel erdacht wird. Denn die Regeln aus Rom gelten in 151 Ländern rund um den Globus, von Alaska bis Feuerland, von Hammerfest bis Hammamet, von Peking bis Oberpfaffenhofen.

In der Öffentlichkeit ist das nicht so bekannt. Denn Fernsehkameras sind kaum präsent, selten auch wird in den Zeitungen berichtet, wenn die Abteilung von Mister Orriss neue Vorschriften erläßt oder die Delegierten zu einem ihrer Treffen irgendwo auf der Welt zusammenkommen, den Sitzungen der »Codex Alimentarius Kommission« oder ihrer verschiedenen Unterorganisationen. Die Medien hätten auch gar nichts zu melden: Die Codex-Veranstaltungen finden unter Ausschluß der Öffentlichkeit statt.

»Codex Alimentarius«, das klingt, als ob die alten Römer den Verein gegründet hätten. Ganz so alt ist er indessen nicht: Es gibt ihn seit 1962, und seither sind diese Codex-Gremien damit beschäftigt, weltweit gültige Normen für Lebensmittel festzulegen: für die Qualität von Obstsäften und Margarine, für Suppen und Geflügel, für Corn Flakes, Zucker, Schokolade, Käse. Unter anderem. Die Codex-Mitglieder erlassen Hygienerichtlinien, legen Grenzwerte fest für Gift im Gemüse und Arzneimittelrückstände im Fleisch, regeln die radioaktive Bestrahlung von Gewürzen und untersuchen Gesundheitsgefahren wie etwa Allergien, die von Lebensmitteln ausgehen können.

Früher waren die Codex-Beschlüsse eher unverbindlich. Doch die Bedeutung der Kommission ist stetig gestiegen, ohne öffentliches Aufsehen ist der Codex zur weltweit wichtigsten Instanz in Sachen Lebensmittel geworden. Seit das Welthandelsabkommen GATT den freien Warenverkehr zwischen Ländern und Kontinenten liberalisiert hat und die Welthandelsorganisation WTO Konflikte schlichten muß, gelten faktisch weltweit nur noch die Codex-Regeln. Denn in Zeiten des freien Welthandels kann kein Land Einfuhren verhindern etwa mit dem Argument, ein Orangensaft oder eine Dose mit Ananas oder ein Tiefkühlrind sei nach nationalen Bestimmungen übermäßig mit Gift belastet oder ein Etikett sei irreführend. So wurde die Codex Alimentarius Kommission gewissermaßen zur informellen Weltregierung in Sachen

Lebensmittel. Ihre »Empfehlungen« werden gleichsam zu Global-Erlassen, sie füllen dicke Wälzer und Handbücher. Lange Listen mit Zusatzstoffen und Ingredienzen, umfangreiche Berichte von Expertentagungen zeugen vom Fleiß der Codex-Teilnehmer.

Die Food-Industrie hat das erkannt: »Die zunehmende Bedeutung des Codex ist außerordentlich wichtig«, schrieb die US-Branchen-Zeitschrift *Food Technology* im März 1996, und der Branchen-Lobby-Verein Institute of Food Technologists (IFT) ließ sich als Nichtregierungsorganisation akkreditieren wie die Caritas oder Brot für die Welt. Parole: »Going Global«. Am Verbraucher hingegen liefen derlei Entwicklungen vorbei, er wurde gewissermaßen abgehängt von der Entwicklung. Dabei ist ein simples Fruchtjoghurt ein so komplexes Ding geworden, daß es komplexer Regelungen bedarf, deren Inhalt und Überwachung den Konsumenten schon interessieren können: Seine Zutaten wurden rund um den Globus eingesammelt, die Herstellerfirma ist nicht, wie ehedem, eine örtliche Molkerei, sondern ein international operierender Food-Konzern, die Zutaten wurden von ebenfalls international operierenden Pharma- und Agro-Konzernen produziert und von Chemikern und Technologen nach Rezepten zusammengerührt, die nur nach vielsemestrigen Studien durchschaut werden können. Ähnliches gilt für den Saft, gilt für die Tiefkühlpizza, für die Frühlingsrolle aus der Mikrowelle, das Bananeneis und den Milchreis.

Der Mensch, dem dies alles aufgetischt wird, schließe am besten die Augen und genieße blind, im Vertrauen auf die Moral des Marktes. Denn sonst kontrolliert niemand die komplizierten Erzeugnisse. Die nationalen Behörden jedenfalls haben offenbar schon kapituliert.

Das Vertrauen des Verbrauchers in strenge nationale Kontrollen zerstreute beispielsweise Dr. Karl Evers, Chemiker aus dem Bonner Bundesgesundheitsministerium, den die *Süddeutsche Zeitung* (SZ) 1995 befragte, wer denn noch den Überblick habe bei den vielen modernen Sachen, die jetzt so auf den Tisch kommen:

SZ: »Ein Verbraucher hat also keine Möglichkeit zu erfahren, was er im einzelnen zu sich nimmt?«

Evers: »Sofern es das rechtmäßige Betriebsgeheimnis des Herstellers betrifft, nein.«

SZ: »Wie verhält es sich bei Lebensmitteln, die neu auf den Mark kommen – verläßt man sich da bis zur ersten Stichprobe durch einen Lebensmittelkontrolleur ganz auf die Selbstkontrolle des Herstellers?«

Evers: »Der Hersteller muß im eigenen Interesse darauf achten, daß sein Produkt den Vorschriften entspricht, weil er sich sonst strafbar macht. Außerdem achtet der Handel auf die Qualität der Erzeugnisse, und dann ist da noch die Konkurrenz. Sie ist die beste Kontrolle, wie es unter Lebensmittelprüfern flapsig heißt.«

Doch mittlerweile mehren sich die Zweifel, ob angesichts fortgeschrittener Technologien und undurchschaubarer Produktionsprozesse solch sorgloses Vertrauen gerechtfertigt ist. Es wächst die Gefahr, daß die komplizierten Produktionsprozesse kriminelle Machenschaften befördern könnten. Das meint jedenfalls der amerikanische Ernährungswissenschaftler Theodore P. Labuza: »Ein größeres Problem, das aus den Verbesserungen in der Technologie erwächst, ist unethisches Verhalten, man könnte auch sagen Habgier. Zum Beispiel eine Firma, die gefälschten Apfel- oder Orangensaft herstellt und ihn als echt verkauft«, schrieb er im März 1996 in der Zeitschrift *Food Technology*.

Solch »unethisches Verhalten« hat es tatsächlich schon gegeben. Der Saft-Fall schlug 1988 in den Vereinigten Staaten einige Wellen schon wegen der prominenten Beteiligten: Der Schweizer Food-Gigant Nestlé war in den Kasus verwickelt.

Die Nestlé-Tochter Beech-Nut, zweitgrößter amerikanischer Babykost-Hersteller, hatte jahrelang einen Apfelsaft, speziell geeignet für Kleinkinder, als »100 Prozent Fruchtsaft«

verkauft, obwohl es in Wahrheit eine Mischung synthetischer Ingredienzen, also ein »100 Prozent betrügerischer Chemie-Cocktail« war, wie ein Experte urteilte, nachdem der Schwindel aufgeflogen war.

Dabei war die Nestlé-Tochter ihrerseits auf einen betrügerischen Lieferanten hereingefallen, der das Apfelsaft-Konzentrat um 20 Prozent billiger angeboten hatte als die Konkurrenz. Nachdem ein Beech-Nut-Angestellter Verdacht geschöpft hatte, besichtigte eine Delegation der Nestlé-Tochter eine Produktionsstätte ihres Lieferanten, der zeigte ihnen das Lager – aber verweigerte den Zugang zur Fertigungsabteilung für das Konzentrat. Später stellte sich heraus, daß die Fabrik im Staat New York ohnehin nur ein ganz kleiner Teil eines Firmenkonglomerats war, das sich von Küste zu Küste erstreckte und ein ganzes Netzwerk von Händlern, Maklern, Reedern und Zusatzstoff-Fabrikanten umfaßte, die an dem Bluff beteiligt waren.

Vor Gericht beteuerte der Beech-Nut-Präsident, er habe von den Vorgängen persönlich nichts gewußt. Da könnte er sogar recht haben. Denn der argwöhnische Wissenschaftler in seiner Firma, der den Schwindel 1981 aufgedeckt hatte, ist entlassen worden, so berichtete das Magazin *Business Week*. Ihm wurde, unter anderem, von Vorgesetzten attestiert, sein Urteil sei »gefärbt von Naivität und praxisfernen Idealen«. Im Gerichtsprozeß wurde der aufrechte Lebensmittelexperte dann gefragt, ob er wirklich naiv gewesen sei. »Ich schätze schon«, sagte der darauf, »ich dachte, Apfelsaft sollte aus Äpfeln gemacht werden.«

Mit einer solchen Haltung ist er natürlich, das muß man schon sagen, nicht ganz auf der Höhe der Zeit. Denn die High-Tech-Nahrungsproduktion hat sich ja längst von ihren Rohstoffen gelöst – häufig mit dem Segen der Lebensmittel-Weltregierung, der Codex Alimentarius Kommission.

So konnte es beispielsweise passieren, daß die Geheimsprache der Etikettendichter unversehens zum global gültigen

Geheimcode wurde. Beispiel Sägespäne: Daß mangels Erdbeeren jetzt australische Sägespäne dafür herhalten müssen, fürs Erdbeeraroma zu sorgen, das hat der Codex Alimentarius längst legalisiert. Im Anhang 1 zum Codex Alimentarius Band XIV heißt es unter der Überschrift »Allgemeine Anforderungen an natürliche Aromastoffe«:

»Natürliche Aromen oder natürliche Aromastoffe« seien Substanzen, die auf »physikalischem, mikrobiologischem oder enzymatischem« Wege aus Materialien »pflanzlichen oder tierischen Ursprungs« gewonnen werden.» Der Verwendung von Sägespänen fürs Erdbeeraroma – oder auch, was ebenfalls gebräuchlich ist, Fischresten fürs Geflügelaroma – steht damit nichts im Wege. Bäume und Meeresgetier sind schließlich unzweifelhaft Bestandteile der Natur.

Mr. Orriss, der freundliche Codex-Bürochef in Rom, versichert glaubhaft, daß er von diesen neuen Methoden nichts weiß. Es wäre auch verwunderlich, wenn bei den Codex-Tagungen jemand diese Tricks lauthals verkünden würde. Denn dann könnten womöglich diese hölzernen Wege aus der Erdbeerkrise verbaut werden, die Industrie müßte ihre Holz-Aromen aus der Liste der »natürlichen« Geschmacksstoffe entfernen. Und dafür hätten sie ihre Abgesandten sicher nicht für teure Spesen zu den Sitzungen eingeflogen.

Eigentlich sind nur die staatlichen Vertreter der Mitgliedsländer stimmberechtigt. Doch sie können natürlich sachkundigen Rat einholen und sachkundige Teilnehmer zu den Sitzungen mitnehmen. Und weil Sachkunde bei Coca Cola, Nestlé, Hoffmann-La Roche reichlich versammelt ist, versammeln sie sich auch regelmäßig bei den Treffen.

Häufig haben sie in der Delegation sogar die Mehrheit, wie die Statistik einer englischen Verbraucherorganisation ergab: Von 1989 bis 1991 nahmen an den Fachausschußsitzungen 2578 Delegierte teil, davon waren lediglich 26 von Umwelt- oder Verbraucherorganisationen entsandt. Insgesamt waren 105 Staaten vertreten, aber 108 transnationale Unternehmen.

In den Ausschuß »Lebensmittel-Zusatzstoffe und Schadstoffe« entsandte die Industrie beispielsweise fast doppelt so viele Delegierte wie alle EU-Regierungen zusammen. Auch bei dem Ausschuß, der über Etikettierungsregeln befinden sollte, war die Industrie hochkarätig vertreten: Kraft, Hoffmann-La Roche, die Knorr-Mutter CPC – der Codex-Alimentarius-Termin ist für die Konzerne stets Pflicht.

Auch in der Zeit danach hat sich daran nichts geändert. In der 21. Sitzung der Codex Alimentarius Kommission vom 3. bis 8. Juli 1995 beispielsweise ging es unter anderem um Gesundheits- und Diätprodukte. Die Liste der Teilnehmer füllt im Protokoll vierzig Seiten. Angereist waren aus Deutschland neben fünf Regierungsvertretern fünf Abgesandte der interessierten Wirtschaft: einer von Coca Cola, einer von Südzucker, einer von der Milchindustrie, einer vom Diätverband und ein Lobbyist des industrienahen Bundes für Lebensmittelrecht und Lebensmittelkunde. Auch die Schweizer Delegation war paritätisch besetzt: Eine Dame von der Regierung und eine von Nestlé, ein Herr von der Regierung und einer von Hoffmann-La Roche.

Das mache »optisch einen nicht so guten Eindruck«, räumt Hans Hauser ein, seit 30 Jahren Codex-Koordinator der deutschen Bundesregierung. Industriefreundliche Beschlüsse seien deshalb aber nicht zwingend zu erwarten: »Die Regierungsvertreter haben ja das Wort.« Natürlich dürften auch Verbraucherverbände teilnehmen. Und sie kümmern sich auch um den Codex – nach Kräften: »Wir bemühen uns, das zu verfolgen«, sagt etwa Gerd Spelsberg von der deutschen Verbraucher Initiative. Doch schon angesichts der Reisekosten und der ohne ausreichendes Personal kaum zu bewältigenden Papierberge sei echte Einflußnahme »nahezu unmöglich«. Und angesichts knapper Staatskassen genießt Verbraucherschutz auch nicht oberste Priorität: Die staatlichen Zuschüsse in Deutschland, bundesweit 122 Millionen Mark im Jahre 1995, wurden schon 1996 erheblich gekürzt, in

Hessen beispielsweise um 20 Prozent, und auch die Bundeszentrale in Bonn mußte den Rotstift ansetzen und ihr Personal von 60 auf 36 Stellen reduzieren. Für 1998 wurden weitere Kürzungen verordnet, in der Bonner Zentrale nochmals um eine halbe Million.

Und in anderen Weltgegenden sieht es natürlich nicht besser aus: So klagte eine Abordnung von Verbraucher- und Umweltverbänden aus Bangladesh, Pakistan, Indien, Sri Lanka und Nepal, just jener Region, in der die Food-Industrie ihre schönsten Wachstumschancen sieht, beim Welternährungsgipfel 1996 in Rom: »Wir fordern, daß die Vertreter transnationaler Nahrungsmittelkonzerne daran gehindert werden, international so schwache Standards zu setzen, wie ihnen das in der Vergangenheit gelungen ist.«

Das schmerzt den FAO-Beamten Orriss. Denn er meint, daß die Verbraucher bei den wichtigen Codex-Entscheidungen mitreden sollten. Der Mann ist Kanadier und war früher, so erzählt er, bei der Lebensmittelüberwachung seines Heimatlandes tätig, fahndete in Supermärkten und Läden nach versteckten und verbotenen Zutaten in Nahrungsmitteln. Er versteht sich deshalb als Vorkämpfer des Verbraucherschutzes, schrieb in einem Papier der FAO zum Welternährungsgipfel im November 1996 in Rom: »Die Einbeziehung des Konsumenten wird als ein demokratisches Recht angesehen«, sie verbessere das Verständnis für die rechtliche und technologische Entwicklung und damit auch die Qualität der Produkte. Wenn Verbraucher mitreden bei den Regeln und Standards für ihr tägliches Menu, so Orriss, dann »erhöht das die Lebensmittelsicherheit«.

Eine erhöhte Konsumenten-Phalanx in den globalen Gremien würde womöglich die Realisierungschancen mancher durchaus wohlmeinender Expertenforderung erhöhen. Denn eigentlich haben die internationalen Gremien oft die besten Absichten zum Schutz der Verbraucher und seiner Gesundheit.

Eine internationale Konferenz mit Experten der Weltgesundheits-und der Welternährungsorganisation beschäftigte sich beispielsweise im August 1956 in Rom mit einem Stoff namens »Buttergelb«. Sie waren aufgeschreckt worden durch Studien zu gesundheitsgefährdenden Wirkungen der Chemikalie mit der Fachbezeichnung 4-Dimethylaminoazobenzol. Die sollte eigentlich nur die Margarine und Butter schön gelb färben, doch sie erzeugte offenbar auch Krebs. Eine japanische Studie hatte schon 1937 gezeigt, daß der Stoff Leberkrebs bei Ratten hervorrufen kann. Fütterungsversuche in Deutschland von 1938 bis 1951 hatten zudem ergeben, daß sich die krebserzeugende Wirkung »völlig irreversibel«, so die *Deutsche Medizinische Wochenschrift*, über die gesamte Lebenszeit erstrecke und daß sich die einzelnen Gaben des Stoffes dabei summierten. Und, völlig überraschend: Die »fortgesetzte Gabe kleiner Dosen« war wesentlich schlimmer als die Behandlung mit wenigen, größeren Portionen von »Buttergelb«.

Das schockte die Experten, so die *Deutsche Medizinische Wochenschrift*: Das »Besondere bei solchen Giften« wie dem Buttergelb sei, daß auch »kleine Einzeldosen besonders gefährlich sind, wenn sie dauernd, womöglich von Jugend auf über ein ganzes Leben auf den Menschen wirken.« Und das sei ja »gerade bei Lebensmittelzusätzen« der Fall.

Die internationale Konferenz forderte deshalb damals einstimmig: »Absichtliche Lebensmittelzusätze« sollten »grundsätzlich« verboten werden. »Ein Lebensmittelzusatz darf nur dann erlaubt werden«, so proklamierten die Konferenzteilnehmer, wenn »durch ausreichende wissenschaftliche Belege nachgewiesen« sei, »daß seine Anwendung ungefährlich für den Verbraucher ist.«

Nach seiner Sitzung vom 3. bis 10. Dezember 1956 in Rom beschloß deshalb das gemeinsame FAO-WHO-Expertenkomitee:

»Das Komitee ist der Ansicht, daß die gesetzliche Kontrolle der Lebensmittelzusätze auf dem Prinzip der ›erlaubten Liste‹ beruhen soll. Dieses Verfahren verhindert wirksam die Zugabe irgendwelcher neuer Substanzen zu Lebensmitteln, solange nicht eine ausreichende Grundlage für die Beurteilung ihrer Freiheit von gesundheitlichen Gefahren sichergestellt ist. Der Schutz der allgemeinen Gesundheit ist unmöglich, wenn Hersteller neue Substanzen verwenden dürfen, bevor ausreichende Untersuchungen ihre Zuträglichkeit für diesen Gebrauch erwiesen haben. Die gegenteilige Methode einer «Verbotsliste» könnte eine beträchtliche Gefährdung für die Allgemeinheit mit sich bringen, weil sie die Verwendung eines schädlichen Zusatzes für mehrere Jahre ermöglichen kann, bis die Anhäufung genügender Beweise dazu ermächtigt, diesen auf die Verbotsliste zu setzen.»[*]

Schöne Wünsche, damals, in den idyllischen Fifties.

Solche strengen Vorgaben waren natürlich nicht umsetzbar. Der rasante Fortschritt in der Lebensmitteltechnik wäre völlig undenkbar gewesen, wenn jeder Stoff, der ins Essen gemischt wird, vorher umständlichen Prüfungsverfahren unterzogen werden müßte. Vor allem auf dem Feld des Geschmacks, dem Kernbereich der modernen Imitatnahrung, wären Heerscharen von Wissenschaftlern aus der Wirtschaft und aus den Behörden damit beschäftigt, tausende von Substanzen jahrelang an unschuldige Ratten zu verfüttern, um dann auch nur zu wissen, wie Ratten darauf reagieren. Mit Menschen ist es bekanntlich dann immer noch ein ander Ding. Und wenn die industriellen Molkereien jahrelang keinen Bananenquark verkaufen können, nur weil der Kunst-Stoff für den Fruchtgeschmack fehlt, wenn die Food-Fabrikanten wieder umständlich Erdbeeren anpflanzen müßten,

---

[*] Deutsche Medizinische Wochenschrift 32/1957. Schutz vor Gefährdung der Gesundheit durch Lebensmittelzusätze. Bericht über die internationale Entwicklung, die Konferenzen in Rom 1956 und Ascona 1957.

echte Früchte ernten, waschen, putzen, schneiden, dann wäre die Branche ja auf Jahre lahmgelegt. Im übrigen gab es ja auch keine Veranlassung, irgendwelche Gesundheitsschäden zu befürchten, es war nichts dergleichen überliefert. (Und nur Übelwollende könnten einwenden, daß vorher auch noch niemand die synthetischen Substanzen verspeist hat.)

Die zunehmende Zahl der Aromen hat nun allerdings zur Folge, daß mehr und mehr Experten energisch fordern, die Unschädlichkeit dessen, was die Bürger täglich tonnenweise zu sich nehmen, doch schleunigst mal zu überprüfen: So ist beispielsweise der Wissenschaftliche Lebensmittelausschuß der Europäischen Union schon seit einigen Jahren »der Ansicht, daß eine Bewertung der Unbedenklichkeit der Aromen durchgeführt werden sollte und daß zu diesem Zweck ein Verzeichnis der verwendeten Aromen sowie Informationen über ihre Verwendung erforderlich sind.« Aromen sollten überdies erst zugelassen werden, wenn sie »einer angemessenen toxikologischen Bewertung« unterzogen worden sind. Auch forderte die EU-Kommission schon Ende 1993, die gebräuchlichen Aromastoffe müßten »ständig überwacht« werden.

Doch die Lobby giftete prompt zurück: Der Bund für Lebensmittelrecht und Lebensmittelkunde protestierte »gegen eine überzogene toxikologische Bewertung der Aromastoffe«. Bei der Leitsubstanz der industriellen Lebensmittelproduktion bleiben die verbalenergischen Vorstöße aus Brüssel deshalb machtlos: Es gibt natürlich immer noch keine Überprüfung der Aromastoffe vor der Zulassung, denn es gibt auch keine Zulassung. Jeder Hersteller darf alle Aromen ins Essen mischen, die er für richtig hält, damit das Zeug, was aus riesigen Trommeln rieselt und Suppe heißen soll, oder die blasse Pampe, die sich Joghurt nennen soll, oder die Schmiere namens Milchreis auch richtig prima lecker schmecken.

Es gibt allerdings einige Aromen, von denen wird eher abgeraten. Nach einer Aufstellung des Europarates in Straßburg, wo sich ein Expertengremium seit vielen Jahren bemüht, den undurchsichtigen Aromadschungel zu erhellen, können von 2176 bekannten Geschmackssubstanzen nur 391 als erwiesenermaßen ungefährlich gelten. Immerhin 180 Aromastoffe hält das Straßburger Komitee für so fragwürdig, daß von einer Verwendung abzuraten sei. Einige dieser Substanzen, beispielsweise die Allylalkoholester, stehen in Verdacht, Krebs auszulösen oder das Erbgut zu schädigen.

In einem dicken blauen Ringbuch haben die peniblen Fachleute 1992 auf 615 Seiten alle bekannten Daten über Aromastoffe zusammengetragen, mit der chemischen Formel, Angaben, worin die Aromen verspeist werden, und das Ergebnis der weltweiten Suche nach Daten und Informationen über mögliche Auswirkungen auf die Gesundheit. Dabei ist sich das Komitee durchaus bewußt, daß kein Mensch Aromen tonnenweise schluckt: »Anders als andere Substanzen, die den Lebensmitteln zugefügt werden, werden Aromasubstanzen üblicherweise in kleinen Mengen verwendet. Dies kann aber allein nicht garantieren, daß ihre Verwendung keine Gefahr für die öffentliche Gesundheit darstellt.«

Bei vielen Substanzen sieht sich das Aroma-Komitee des Europarates außerstande, ein Urteil zur Giftigkeit abzugeben: Die Industrie behandelt natürlich auch ihre Tests und Analysen mit der branchentypischen Diskretion. Peter Baum, Referent im Straßburger Aroma-Komitee, beklagt eine »gewisse Geheimniskrämerei« hinsichtlich der Aroma-Daten. Er vermutet deshalb, daß die Wissenschaftler in den Labors mit ihren Innovationen den Laien in den Parlamenten und Behörden längst voraus sind: »Da werden Stoffe vermarktet, von denen der Gesetzgeber keine Ahnung hat.« So sei »die Gefahr groß, daß die eine Substanz verwenden, die bedenklich ist«.

Gering ist hingegen die Gefahr, daß solche Geschmacksfälscher erwischt werden. Die Behörden stehen da machtlos vis-à-vis. Zumindest das deutsche Bundesgesundheitsministerium kann da nicht viel machen. Dort arbeitet auch der Chemiker Dr. Karl Evers, der mit seinen offenen Antworten 1995 die Leser der *Süddeutschen Zeitung* erfreute.

Fragte die *Süddeutsche Zeitung*:

»Kennen Sie jemanden, der weiß, was sich hinter der auf jedem Cola-Etikett angegebenen Zutat ›Aroma‹ verbirgt?«

Antwortet Herr Evers, der Vertreter der Staatsgewalt:

»Nein. Das ist ein Betriebsgeheimnis des Herstellers. Im Lebensmittelbereich werden derzeit etwa 6000 Aromen verwendet. Welche davon ein Hersteller in sein Produkt mischt, ist seine Sache.«

Da hat Herr Evers leider recht. Allerdings könnte ein nicht ganz so gesetzestreuer Fabrikant den Kunst-Geschmack auch nutzen, ohne dies auf dem Etikett zuzugeben. Oder er könnte bei den wenigen Lebensmitteln, bei denen es nun wirklich verboten ist, ein bißchen Geschmack aus der Ampulle illegal spritzen: bei Schnaps beispielsweise. Und bei der Suche nach solchem Treiben ist die Staatsmacht auch meist hilflos.

Baden-Württembergische Kontrolleure wurden da einmal fündig: Sie mußten allerdings erst einmal von Amts wegen einen eigenen Himbeerschnaps brennen, um dem Fabrikanten im Südbadischen nachzuweisen, daß er sein Wässerchen mit illegalen Geistern befruchtet hatte. Denn nur so konnten sie nachweisen, daß ein echter Himbeerschnaps ein anderes chemisches Profil hat als der mit dem Extra-Schuß aus Holzminden.

Denn auch mit modernsten Methoden ist es nicht möglich, eine Tütensuppe oder ein Kartoffelpüree ins Analysegerät zu kippen und auf der Anzeigetafel die Ingredienzen aufleuchten zu lassen. Die Chemiker müssen nach jedem einzelnen vermuteten Stoff eigens suchen – bei den handelsüblichen Geschmacks-Cocktails und den tausenden von Rohsubstanzen zwar möglich, aber mühselig.

»Die Analytik ist wahnsinnig schwierig«, sagt ein Lebensmittelchemiker aus dem Stuttgarter Umweltministerium.

»Die Industrie hat da aufgrund ihrer finanziellen Voraussetzungen ganz andere Möglichkeiten als wir von der Überwachung. Wir sind da immer etwas im Hintertreffen«, sagt ein Beamter aus Bayern.

Und selbst die oberste deutsche Verbraucherschutzbehörde, das Bundesinstitut für gesundheitlichen Verbraucherschutz und Veterinärmedizin (BgVV) in Berlin, sieht sich außerstande, möglichen Geschmacks-Panschern auf die Schliche zu kommen. Klagt Werner Grunow, Toxikologe beim BgVV: »Ich weiß ja nicht, was für ein Aromastoff wirklich eingesetzt wird. Die Rezepturen kennt ja keiner.«

Natürlich wäre, beispielsweise mit spezialisierten Behördenlabors und fachlich kompetenten Chemikern, die auch den internationalen Stand der Lebensmitteltechnik kennen, eine einigermaßen sachgerechte Überwachung möglich.

Doch dies wäre schon sehr aufwendig, würde viel Beamten-Mühe erfordern und wäre wahrscheinlich nicht einmal besonders beifallträchtig: Es gäbe nur Ärger von seiten der Food-Konzerne, und der Applaus der Verbraucher wäre auch nicht so sicher, wenn in der Zeitung stünde: »2-trans-4-cis-7-cis-Tridecatrienal in Hühnersuppe entdeckt.« Das wäre, beispielsweise, eine jener Substanzen, die als möglicherweise gesundheitsgefährdend gelten und deshalb auf der Straßburger Negativ-Liste jener Stoffe stehen, die noch besser untersucht werden sollten. (Verboten, allerdings, ist dieser Stoff nicht.)

So bewegen sich die Lebensmittelkontrolleure noch in einer Welt, die längst von gestern ist, suchen nach handlichen, herzeigbaren Verstößen gegen Sitte und Ordnung. Die klassische Maus beispielsweise, nach der offenbar jedes Jahr Bataillone von Beamten fahnden. Hessische Kontrolleure fanden sie etwa 1995 in einer Bohnenkonserve. Beliebt sind auch möglichst pittoreske Befunde. So meldeten die Nachrichtenagenturen dpa und AP im September 1996 einen Fahndungserfolg, der auch Zeugnis ablegt von den mühevollen Recherchen, derer die Prüfer bisweilen fähig sind. Es ging um einen Neger, pardon, um einen schwarzen Diplomaten und seinen seltsamen Proviant.

»Den Vogel schoß ein Fund am Frankfurter Flughafen ab: Kontrolleure entdeckten 30 getrocknete Affen in zwei Diplomatenkoffern, die sich durch Zufall geöffnet hatten. Wie ein Lebensmittelexperte berichtete, gab der durchreisende Diplomat aus Zaire an, die Tiere seien zum privaten Verzehr gedacht. Trotz massiver Proteste – selbst das Auswärtige Amt in Bonn sei eingeschaltet worden – habe sich der Mann die Beschlagnahme und schadlose Vernichtung seiner Affen gefallen lassen müssen. Er mußte ohne Proviant nach Belgien weiterreisen.«

Das Beispiel zeigt: Die Behörden sind durchaus zu machtvollem Durchgreifen in der Lage, selbst wenn es um scheinbar Nebensächliches wie den Proviant eines durchreisenden Diplomaten geht.

Dem Publikum führen derlei Meldungen vor, daß Besorgnis um den Zustand des Essens nicht angezeigt ist. Die schlimmsten Verstöße werden geahndet, heldenhafte Cops scheuen selbst vor ekligsten Einsätzen nicht zurück. Baden-württembergische Kontrolleure fanden beispielsweise im gleichen Jahr bei Dönerproben an türkischen Imbißständen zu viel Fett, einen Stein im Brot und, unter drei Kugeln Eis, einen »nicht sehr appetitlichen Untermieter«, wie die *Stuttgarter Zeitung* meldete, »eine vor Kälte erstarrte Küchenschabe«.

6. Geschmacks-Verirrung:
Die schleichende Legalisierung
verbotener Metzgermethoden

Warum das Würstchen unter die Dusche darf. Weshalb Rauch neuerdings flüssig ist und für unsere Regierung die Ausnahmen heute fast schon die Regel sind. Endlich nimmt der Speck Rücksicht auf Natur und Nachbarn.

Zart und schutzlos sehen sie aus, die Würstchen, die da hängen, paarweise hintereinander. Die Glastür ist schon zu, die Lämpchen leuchten. Auf Knopfdruck kann die Prozedur beginnen: »Duschen«, »Trocknen«, »Rauch 1«, »Rauch 2«. Wie in der Autowaschanlage. 12 Minuten dauert die Dusche, dann darf das Würstchen wieder an die frische Luft.

»Das boomt jetzt«, sagt der Mann, der die kühlschrankgroßen Geräte Marke Scansmoke verkauft. Eigentlich ist es ja in Deutschland verboten, die Würstchen, anstatt sie in die Räucherkammer zu hängen, nur kurz mit Flüssigrauch zu besprühen. Doch wer so ein Ding von Scansmoke kauft, der bekommt vom Händler auch gleich einen Formbrief, fix und fertig formuliert und adressiert an das Bundesministerium für Gesundheit, Postfach 20 01 29, 53113 Bonn: »Antrag auf eine Ausnahmegenehmigung für den Einsatz von SCAN-SMOKE-Raucharomen bzw. SCANSMOKE-Flüssigrauch«. Die einschlägigen Gesetze und Verordnungen, die der Metzger vielleicht nicht so kennt, sind eingearbeitet, und auch die Begründung fürs Duschbedürfnis: »Aus Gründen der Wettbewerbsgleichheit besteht auch für unser Unternehmen die Notwendigkeit, derartige Verfahren einzusetzen.«

Die Wettbewerbsfähigkeit kann glücklicherweise ganz flink wiederhergestellt werden: Im Bonner Bundesgesundheitsministerium wird der Antrag nicht groß geprüft, sondern gleich unterzeichnet und dann auf den Berg mit den anderen Ausnahmegenehmigungen gelegt: An die 500 sind es mittlerweile. Auflagen werden den Dusch-Metzgern nicht immer erteilt, außer vielleicht derjenigen, weder in der Werbung noch an der Wursttheke oder auf dem Etikett, auf das Verfahren hinzuweisen und sich im übrigen an die geltenden Gesetze zu halten. Denn eigentlich ist das Verfahren ja immer noch verboten. Aber weil es irgendwann einmal ohnehin in der ganzen Europäischen Union legal ist, drücken die bundesdeutschen Behörden schon mal die Augen zu und den Stempel auf die Ausnahmegenehmigung drauf.

Die ganzen umständlichen Prozeduren sind nur nötig, weil der Würstchenfreund auf einem Geschmackserleben beharrt, das eigentlich völlig vorgestrig ist. Der Räuchergeschmack war einst das Resultat einschlägiger Maßnahmen zur Konservierung von Würstchen, Schinken, Forellen, Lachs und dergleichen. Ein Herta-Fabrikwürstchen hingegen gammelt im Kühlschrank nicht so schnell wie in Bauers Kemenate. Auch der Zuchtlachs aus der norwegischen Käfigfarm kommt via Kühlkette noch ins letzte bayrische Dorf. Räuchern ist also entbehrlich. Niemand muß den Geschmack, den der Rauch hinterläßt, noch erleben.

Und dennoch wollen das die Leute. Mancher Rauchschinken gilt ja als besonders fein, Räucherlachs genießen viele als Delikatesse. Und derlei Räucherwaren sind ja auch recht teuer, aufgrund des aufwendigen Produktionsprozesses. Pfiffige Produzenten sind deshalb auf die Idee gekommen, das Räuchern einfach wegzulassen, stattdessen die Dusche zu nehmen – und die Pseudo-Produkte dennoch teuer zu verkaufen.

Der solchermaßen aufgesprühte Geschmack ist ein Phantom. Ein virtuelles Erlebnis, dem in der Realität nichts entspricht: Der »Räucherlachs« wurde nicht geräuchert, er hält auch nicht länger, er schmeckt nur so. Der Sinneseindruck hat sich gelöst von seinem Ursprung – hinter dem Rücken des Genießers, der immer noch glaubt, Geräuchertes sei geräuchert.

Doch ohne daß es jemand ahnt, haben sie längst schon riesige Fabriken gebaut, in denen Holz kokelt oder auch verschiedene Chemikalien zusammengerührt werden, die dann so schmecken, als seien sie Rauch. Große Tanklastzüge liefern das rauchige Naß wie Heizöl aus.

Der nach eigenen Angaben weltgrößte Hersteller von »all natural« Naßrauch ist die Firma Hickory Specialties im US-Staat Tennessee. Sie kommt eigentlich aus dem »Holzkohlen-Business«, verkauft auch heute noch Briketts, Sägespäne und Sägemehl, hat sich daneben mittlerweile laut Firmenprospekt auf die »Massenproduktion« von Flüssigrauch verlegt. Ein florierendes Geschäft: Sieben von zehn Fleischfabriken in den Vereinigten Staaten verwenden laut Hickory Flüssigrauch.

Der Kunde muß das gar nicht immer merken. Ein Prospekt-Auszug von Hickory: »Weil die Verwendungsmöglichkeiten von Flüssigrauch praktisch unbegrenzt sind, genießen schon Millionen von Verbrauchern die Vorzüge von Holzrauch in einer breiten Palette von Produkten. Manche von diesen Produkten, wie geräucherter Schinken, Lachs, Käse oder Mandeln haben ein ganz offensichtliches Rauch-Geschmacksprofil. In vielen anderen Fällen wird Flüssigrauch in kleineren Mengen verwendet oder in Verbindung mit anderen Ingredienzen, um zu einem speziellen Geschmack beizutragen, den die Kunden nicht so leicht als geräuchert identifizieren können. So wird zum Beispiel Flüssigrauch in vielen Saucen, Dressings, Suppen, Dosengemüse, Gewürzmischungen und in einer Reihe von Snacks verwendet. Es kann auch oft in Haustiernahrung und Viehfutter gefunden werden.«

So findet sich der Mensch, unversehens, in trauter Geschmacks-Gemeinschaft mit dem lieben Vieh.

Die verschiedenen Flüssigrauchprodukte können, je nach

Verwendungszweck, zielgerichtet dem Lebensmittel nahegebracht werden. Hickory beispielsweise empfiehlt seine Rauchdusche »Smok-A-Matic«. Dabei wandern Wiener Würstchen durch eine vollautomatische Duschstraße, aus Edelstahl natürlich, weil sich früher gezeigt hat, daß einfaches Eisen leicht rostet (was auf Würstchen einen unangenehmen Beigeschmack hinterlassen kann).

»Eine Duschzeit von 30 bis 90 Sekunden wird empfohlen«, so eine kanadische Flüssigrauch-Expertin bei der Präsentation verschiedener Duschverfahren vor internationalen Experten in Paris: »Duschzeit und Rauchauftrag können auf die gewünschte Farbe abgestimmt werden.« Der einzige Nachteil, »der einzige wirkliche Nachteil« des Verfahrens, so die kanadische Firmenvertreterin sei, daß die kanadische Industrie diese Produkte auf dem Etikett mit »Smoke flavour Added« kennzeichnen muß. Solche Hinweise liebt die Branche nicht so sehr, denn dadurch könnte der Konsument ja darauf aufmerksam werden, daß das Erzeugnis nicht ganz so traditionell produziert wurde, wie er sich das in seinem laienhaften Verstand vorstellt: Denn die modernen Fleischerzeugnisse sollen mit modernsten Methoden preisgünstig produziert werden – ohne daß der Genießer seinen Kinderglauben an bäuerliche, handwerkliche, ja möglichst hausgemachte Leckereien verliert.

Natürlich hat der Freund von Würstchen oder Schinken zu wenig Phantasie, um sich solch moderne Methoden vorzustellen. Die holländische Firma Loders Croklaan, die in der Nähe von Nimwegen eine Rauchfabrik betreibt, empfiehlt beispielsweise ihren Naßrauch »Unismoke« nicht nur wegen seiner formidablen geschmacklichen und farblichen Qualitäten, sondern auch, weil er laut Prospekt das Würstchen noch ein bißchen strafft, dank gewisser chemischer Mechanismen: »Die Aldehyde in Unismoke bilden Kreuzverbindungen mit den Proteinen im Kollagen und formen so einen stabilen Film rund um das Würstchen herum.« O komplizierte Kosmetik.

Dank der neuen Rauch-Marken können die Fleischfabriken ihre Maschinen mit maßgeschneiderten Räucheraromen bestücken. Die US-Firma Red Arrow, die ebenfalls zu den weltgrößten der Branche gehört, hat laut Prospekt »eine komplette Familie natürlicher Holzraucharomen« im Angebot. Die neue Linie mit SmokEz LFB und SmokEz LFB Supreme beispielsweise, sie sind natürlich »100 % natürlich«, glänzen mit »verbessertem Rauchgeschmacksprofil«. Und: Sie sind »ideal für die Anwendung in kontinuierlichen Räucheranlagen«, genauer: der »Flüssigrauch-Berieselungsanlage«.

Die Familienmitglieder SmokEz Oil™ und SmokEz Oil H Double Potency scheinen eher für den Under-Cover-Einsatz geeignet: »Sie entwickeln keine Räucherfarbe, weder bei äußerlicher Anwendung noch bei direkter Zugabe.« Überdies sind sie »ausgezeichnete natürliche Antioxydationsmittel« und dienen »als effektive Raucharomen in Fleischwaren, Fischkonserven, Snack Foods, fleischähnlichen Produkten, Bohnengerichten, Salatdressings, usw.« Wahrhaft vielseitig begabte und dennoch unscheinbare Sprößlinge, dazu auch noch schwer belastbar im Fabrikalltag: »Der Einsatz in Tumblern und Mischern wird empfohlen.«

Der riesige Aufwand mit Duschstraßen, Tauchbädern, Einspritzmaschinen und Chemikalienmischanlagen macht sich gleichwohl bezahlt. Zunächst dient er natürlich, wie die Rauchfabrikanten eifrig betonen, dem Umweltschutz, denn im Gegensatz zu einer Räucherkammer dringe kaum noch Rauch ins Freie: »Der Rauch, der durch den Schornstein ginge, wäre ja unser Geschäft«, sagt ein Vertreter der deutschen Red-Arrows-Filiale.

Nun ist es vielleicht nicht ganz so ökologisch, wenn tonnenweise Rauchwasser aus der zentralen Rauchfabrik in Wisconsin in alle Welt transportiert werden: Zur Campbell Suppenfabrik in New Jersey, die den Rauch-Ersatz in ihre Bohnensuppe mit Speck rührt (und daher mit Großbuchstaben auf dem Etikett darauf verweist: NATURAL SMOKE FLA-

VORING ADDED). Bis zu den deutschen Firmen wie Herta und hunderte andere, die auch zu den Kunden von Red Arrows zählen (aber auf dem Etikett nicht so groß darauf hinweisen müssen).

Dem Verbraucher bringt das ganze Tauchen und Duschen gar nichts. Er könnte sich echten Rauch eigentlich schon noch leisten: Denn der kostet grade mal sieben Pfennig pro Kilo Wiener oder Lachs. Flüssigrauch spart davon die Hälfte, macht also etwa ein Würstchen um 0,35 Pfennig billiger. Aber es geht bei der Kostenersparnis ja auch nicht um das Einzelwürstchen des singulären Essers, sondern um die Wurstmassen und Speckberge, die in den Fabriken befeuchtet werden. Und bei hundert Tonnen am Tag, meint der deutsche Red-Arrow-Vertreter, macht das viel aus: »Das ist Profit, reiner Profit«.

In Schweden hat seine Firma nach eigenen Angaben schon 50 Prozent Marktanteil, in Frankreich, Spanien, Dänemark und den Benelux-Ländern ist sie ebenfalls vertreten. Nur Italien, klagt der Rauchhändler, habe einen gewissen Widerstand geleistet. Dabei kann sich das Land des Parmaschinkens und der feinen Salami dem Trend zum Duschen und Tauchen kaum entziehen – in Zeiten des freien Handels dank GATT, Codex Alimentarius und europäischer Einigung kann sich keine Nation geschmäcklerische Eigenheiten leisten: Vermutlich würde es einen Handelskrieg mit den Vereinigten Staaten auslösen, wenn Italien an seinen Grenzen einen Damm gegen hereinströmende Campbell's Bohnensuppe mit Pseudorauch und Speck errichtete. Und wenn südlich der Alpen ein Wall gegen naßgeräucherte Herta-Würstchen aufgeschüttet werden sollte, würde er wohl vom Europäischen Gerichtshof wieder geschleift werden: Kein Land kann sich im liberalisierten Welthandel dem freizügigen Warenverkehr entgegenstellen. Es sei denn, es drohten Gesundheitsgefahren. Die aber sind schwer vorherzusagen.

Schöne Welten: Im Wettbewerb der Waren ist der Geschmack nicht mehr ein Merkmal, das aus traditionellen Zutaten oder Herstellungsweisen entsteht, sondern ein ästhetisches Zeichen. Wie das Lächeln jener Salami, das bei der Wurst-Qualitätsprüfung der Deutschen Landwirtschaftsgesellschaft im Oktober 1996 erstmals einer breiteren Öffentlichkeit vorgeführt wurde. Mittels verschiedener farbiger Wurst-Grundmassen wurde die Industriesalami so gestaltet, daß beim Aufschneiden ein Strahle-Gesicht auf der Wurstscheibe erscheint. Der *Süddeutschen Zeitung* wurde angelegentlich dieses Grinsens »deutlich, daß die Ästhetisierung der deutschen Wurst unaufhaltsam fortschreitet«. Das Blatt aus der Weißwurst-Kapitale merkte an: »Wie man hört, wird das Grinsen aus der Salami nicht immer beantwortet, weil die Salami selbst manchmal ein Graus ist.«

Angesichts solcher Negativ-Publicity könnte auch der Salami das Grinsen vergehen. Es könnte überhaupt sein, daß die Schönfärberei an ihre Grenzen stößt. Denn die Ästhetisierung des Essens wirkt wirtschaftlich offenbar auch kontraproduktiv: Die Supermärkte verdienen kaum etwas, die Metzger ebenfalls nicht viel, und die Bauern müssen vom Staat gemästet werden, weil ihre minderwertigen Erzeugnisse immer weniger Menschen haben wollen.

Es ist aber auch ein Dilemma: Da haben die Fleischfabriken und auch ihre Lohnabhängigen, die sogenannten Bauern, den schönsten Überfluß produziert, ein wahres Schlaraffenland, und das auch noch zu Schleuderpreisen. Daß bei der »Fleischproduktion« (Fachjargon) auch Schatten ist, nun ja, das hatten bislang nur die Kälber erleben müssen, die ihr billiges Fleisch in Dunkelhaft, in stockfinsteren Ställen erzeugen mußten. Und daß das alles auf wackligen Beinen steht, das erlebte bis jetzt vor allem jenes supergünstige Sonderangebotsschnitzel, das zu Lebzeiten als belgisches Standard-Industrieschwein vegetieren muß, eine Art überlanger wandelnder Kotelettstrang, der zittrig auf ein paar Kilo Haxen und zwei schönen Schinken auf die Schlachtfabrik wartete.

Und nun zeigt sich, scheinbar urplötzlich, daß die Menschen, so sie von den Praktiken der »Fleischproduktion« erfahren, empört aufschreien. Offenbar findet, sehr zur Überraschung von Agrar- und Lebensmittelindustrie und der staatsbediensteten Experten in den Universitäten, die Produktion von Nahrungsmitteln in einem sensibleren Umfeld statt als, sagen wir, die Produktion von Boxershorts oder Auspuffanlagen. Völlig vergessen hatte offenbar die ganze Food-Branche samt ihrer staatsbediensteten Experten, daß in der »Produktion« von lebenden Tieren für lebendige Menschen womöglich andere moralische Maßstäbe angelegt werden sollten als bei der Produktion von Boxershorts und Auspuffanlagen.

Der Unterschied: Es geht ums Leben. Und wo es ums Leben geht, entstehen offenbar Ängste, irrationale Ängste. Wie beim Rinderwahn, der die Menschen seit Jahren vom Steak fernhält, aus Angst, sie könnten von jener bizarren Krankheit befallen werden, die unweigerlich zum Tode führt. Natürlich ist das unvernünftig, denn wissenschaftlich ist noch längst nicht zweifelsfrei erwiesen, daß Rindverzehr zu dem nämlichen Syndrom beim Menschen führt. Doch die Menschen wollen, verständlicherweise, nicht an einem Großversuch teilnehmen, der womöglich den Beweis erbringen könnte. Sie essen mal vorsichtshalber keines, was ja wieder ganz vernünftig ist. Und die Folgen sind auch nicht sehr emotional, sondern ganz handfest: Kaufverzicht, Geldentzug.

Und an jeder Ecke lauern neue Risiken, undurchsichtige, mit komplizierten Formeln, seltsamen Namen.

Zum Beispiel beim Räuchern. Die alte, konservierende Räuchermethode hatte bekanntlich auch ihre Tücken, die krebeserregenden Nitrosamine etwa. Doch sie waren bekannt. Die neuen, teilweise chemischen Flüssigrauch-Mixturen hingegen schaffen neue, unbekannte Risiken.

Das Expertenkomitee für Aromastoffe beim Europarat in Straßburg hat deshalb schon 1992 Richtlinien erlassen für den »Gesundheitsschutz des Verbrauchers« bei der »Verwendung von Rauch-Aromen als Lebensmittel-Zutaten«. Weil bislang, so das Komitee, »nur wenige Raucharomen auf ihre Giftigkeit untersucht worden sind«, haben die Experten einige »Minimal-Anforderungen« aufgestellt, »um die Sicherheit der Zubereitungen zu gewährleisten.«

Weil einige der Rauchsubstanzen, mit denen Speck und Würstchen berieselt werden, im Verdacht stehen, Krebs auszulösen oder das Erbgut zu verändern, sollten sie »nur auf der Basis ausreichender Informationen« über Produktionsmethoden und Zusammensetzung der verwendeten chemischen Substanzen zugelassen werden. Weil einige der verwendeten Stoffe auf der »B«-Liste des Europarates stehen und deshalb nicht bedenkenlos als sicher angesehen werden können, müßten auf jeden Fall Tests über die krebsauslösende und erbgutverändernde Wirkung vorgelegt werden. Auch sollte Holz, das mit Teer oder Pestiziden behandelt wurde, bei der Rauchproduktion nicht eingesetzt werden, und die Mischung mit Pökelsalz, die einige Hersteller in ihren Prospekten empfehlen, sollte ebenfalls vermieden werden.

Die Vorgaben aus Straßburg wurden bei den Behörden zu den Akten gelegt – und ignoriert. Ein Zulassungsverfahren gibt es europaweit immer noch nicht, auch die geforderten Tests sind gesetzlich nicht vorgeschrieben.

»Das ist behördlicherseits nicht so untersucht worden in jedem Einzelfall«, räumt Werner Grunow ein, der zuständige Fachbereichsleiter im Berliner Bundesinstitut für gesundheitlichen Verbraucherschutz und Veterinärmedizin (BgVV). Schon die Inhaltsstoffe, die die Firmen in ihre diversen Mixturen mischen, sind den Behörden völlig unbekannt. Was da drin sei, sagt Grunow, »das kann man nie wissen. Man ist da nicht so ganz sicher, was da so alles auf dem Markt ist. Es wäre schon schöner, wenn das einem formellen Zulassungsverfahren unterworfen wäre. Schon wegen möglicher schwarzer Schafe.« Die »schwarzen Schafe«, das wollen auch die nach eigenem Bekenntnis seriösen Rauchfabrikanten wissen, die gewinnen ihr Duschwasser fürs Würstchen aus »Teer-Extrakt«.

Im Bundesgesundheitsministerium können die Beamten solchen unbewiesenen Behauptungen natürlich nicht nachgehen. Sie nehmen die Anträge für die Ausnahmegenehmigung einfach entgegen, zeichnen sie ab und lassen sie dann veröffentlichen im *Gemeinsamen Ministerialblatt*. So kann das Publikum dann auch erfahren, wer beim Wursten zur deutschen Avantgarde gehört: Große Fleischfabriken wie die Firma Herta, die Firma Meica (»Meica macht das Würstchen«) und die Fleischwarenfabrik Stockmeyer, die sich schon 1992 Ausnahmegenehmigungen geben ließen. Auch Metzger Luz in Stuttgart-Bad Cannstatt duscht seine Würstchen, und hunderte von modernisierungswillen Kollegen haben die Lizenz fürs Feuchträuchern beschafft, 1997 beispielsweise, wie aus dem *Gemeinsamen Ministerialblatt* hervorgeht, die Fleischerei Thomas Idel in Iserlohn, die Metzgerei Karl Forscher im badischen Schriesheim und die Metzgerei Frieder Ammann im nahen Walldorf. Auch Schlachter im Norden wie Johann Tiedjens in 25436 Uetersen, Kollegen im Westen wie die Metzgerei Willi Prangenberg in 53560 Vettelschoß, und im Osten wie Fleischermeister Kretzschmar in 01917 Kamenz oder die Fleischerei Wolfgang Toeppe in 03149 Forst. Auch Supermärkte wollen ihre Würste jetzt duschen dürfen, der Pfannkuch-Ost Supermarkt in 06667 Weißenfels holte sich 1997 ebenso ein Ausnahmegenehmigung wie die Edeka-Handelsgesellschaft Ruhr-Emscher in Essen. Ganz Deutschland ein einig Feuchträucherland?

Wer in so ein naßgeräuchertes Erzeugnis beißt, weiß dies nur in den seltensten Fällen. In den USA muß vorne auf dem Etikett darauf hingewiesen werden, hierzulande steht im Kleingedruckten nur: »Rauch«, allenfalls noch »Raucharoma«. Damit sei, so meint der zuständige Referent im Bundesgesundheitsministerium, dem Verbraucher ein »ausreichender Schutz vor Täuschung« geben, »Naßrauch« auf dem Label entbehrlich.

Wer seine Wiener beim Metzger kauft, muß erst recht nichts davon erfahren, daß die Räucherkammer dem Duschraum weichen mußte. Wer Würste lose verkauft, muß derlei Zusatzstoffe nicht ausweisen. Denn die Fleischerbranche hat erfolgreich gegen den »Schilderwald in der Wursttheke« gekämpft, und diese Praxis habe sich nach Ansicht der Bundesregierung »bewährt«, verkündete der zuständige Mann aus dem Bundesgesundheitsministerium anläßlich des 104. Deutschen Fleischer-Verbandstages 1994 in München, wie die *Allgemeine Fleischer Zeitung* berichtete. Der Ministerialrat aus Bonn führte dort die Metzger, die es noch nicht wußten, in die moderne Welt der Fleischerzeugung ein, und empfahl, von traditionellen Vorstellungen Abschied zu nehmen. »Vor 40 Jahren entstand die Fleisch-Verordnung mit dem Hintergedanken, Fleischerzeugnisse hätten nur aus Fleisch zu bestehen. Dieser Grundsatz hat sich über die Jahre nicht halten können.« In Zukunft werde die Technik weiter voranschreiten. So sei es, sagte der Ministerialrat laut *Fleischer Zeitung*, »keine Frage, daß zukünftig die Marktbeteiligten alle technologischen Möglichkeiten nutzen werden.« Das heißt, daß »mehr mit Wasser gearbeitet« werde, aber auch »mehr Zusatzstoffe in die Wurst kommen.«

Einige dieser neuen Zusatzstoffe entfalten überaus segensreiche Wirkungen. So schützen brandneue Zusätze zu den Raucharomen das Fleisch vor Bakterienbefall, berichtete die Zeitschrift *Prepared Foods* im November 1996: »Über tausende von Jahren haben sich die Menschen auf das Räuchern verlassen, um das Fleisch zu konservieren. Nun haben Forscher den Geschmacks- und Farbaspekt beim Naßrauch zurückgestellt und konzentrieren sich wieder mehr auf die antibakteriellen Effekte.«

Vor allem die Firma Hickory Specialties hat sich hervorgetan mit einem neuen Zusatz namens Code V. Die Bazillenkiller können ganz einfach bei Duschen mit aufgesprüht oder ins Tauchbad gekippt werden. Sie helfen gegen Salmonellen, die gefürchteten E.coli-Bakterien, ja sogar gegen die E.coli vom Typ 0157:H7, die zu Immunschäden und bei Kindern gar zum Tode führen kann.

Die Forschung geht da bisweilen merkwürdige Wege, denn das klassische Räuchern hatte eben diese Effekte. Mit gigantischem forscherischem Aufwand werden nun traditionelle Methoden mit chemischen Mitteln wie etwa Säuregaben nachempfunden.

Tragisch nur: Der Adressat hinkt hinterher. Der menschliche Körper ist leider immer noch auf traditionelle Nahrungsmittel und Geschmacksbotschaften eingestellt. Auf die fabrikmäßigen Illusionen reagiert er häufig mit Irritationen.

7. Die Suppe lügt:
Der Betrug am Körper

Über die Botschaft des Bratens an Hirn und Bauch. Das Essen als Fetisch. Fehlalarm im Verdauungstrakt: Weshalb der Geschmack eigentlich eine wichtige Aufgabe hat. Und wie das Warnsystem des Körpers überlistet wird.

Das Baby schreit. Herzzerreißend. Hungrig. Die Mutter nimmt es zur Brust. Baby nuckelt glücklich – und wendet sich dann mit Grausen: Die Mutter hatte Alkohol getrunken, Geschmack und Geruch ihrer Milch so verändert. Das Baby hat das gemerkt und fortan die Milch verweigert, um nicht selber Schaden zu nehmen.

Der Geschmack wirkt als Promille-Stopper: Instinktiv weist der Säugling die Nahrung zurück, wenn sein Körper merkt, daß sie ihm schaden kann. Für Physiologen ist dies ein Beleg dafür, daß Gechmack keineswegs ins subjektive Belieben gestellt ist: Geschmack ist nicht Geschmackssache, sondern eine Botschaft. Geschmack hat Bedeutung, er signalisiert dem Körper, wie die im Magen zu erwartenden Speisen beschaffen sind. »Die Hauptaufgabe des Geschmacks liegt in der Kontrolle der Nahrung«, sagt der Sinnesphysiologe Jürgen Boeckh von der Universität Regensburg.

Dank jahrtausendealter Übung im Umgang mit den Nahrungsmitteln aus der umgebenden Natur hat der Körper ein Steuerungssystem entwickelt, das seine eigene Reaktion auf die Zufuhr von Speisen reguliert. Mit den neuen Errungenschaften aus den Food-Fabriken ist er allerdings nicht so recht vertraut, es kann zu Irritationen kommen: »Die Regulationsmechanismen können heute leichter entgleisen«, schreibt ein Autorenteam um den Lebensmittelchemiker Udo Pollmer *

Ein verdorbenes Schnitzel stinkt, und es schmeckt eklig. Rohe Kartoffeln sind auch eher ungenießbar. Viele giftige Pilze schmecken scharf und bitter, einige machen sich schon durch stechenden Geruch bemerkbar. Verschimmelte Nudeln, verfaulte Äpfel: Stets dienen Geschmack und Geruch als Warnsignal.

Und weil derlei Warnungen überlebensnotwendig sein können, kommt der Mensch schon mit der Fähigkeit auf die Welt, sie wahrzunehmen: Geruchs- und Geschmackssinn gehören zu den frühesten Fähigkeiten des Menschen. Sie werden vermutlich schon vor der Geburt so weit entwickelt, daß der Säugling sich nasenweise nach der Mutter orientieren kann – und das Dargebotene ablehnen, wenn es etwa zu alkoholhaltig ist. Der Säugling nimmt über die Milch auch andere Geschmackserlebnisse auf: Je nachdem, was die Mama zu sich genommen hat, schmeckt ihre Milch eher Richtung Minze, Vanille oder Käse. »Das säugende Kind«, meint der Geschmacks-Experte Mark I. Friedman vom Monell Chemical Senses Center in Philadelphia im US-Staat Pennsylvania, »genießt schon an der Brust eine reichhaltige Vielfalt von Geschmackserlebnissen, und man wundert sich über die Kinder, denen eine Fertignahrung gegeben wird mit dem gleichen standardisierten Geschmack, Tag für Tag. Sie bekommen nicht die gleiche reichhaltige Geschmacks-Erfahrung.«

Die Mutter gibt mit der reichhaltigen Geschmacksvielfalt ihres Brustgetränkes dem Kleinen eine Ahnung dessen auf den Lebensweg, was die Menschheit in jahrtausendelanger Übung an Kenntnissen über Genießbares und Ungenießbares erworben hat – und was mit den Genüssen anzufangen ist.

---

* Udo Pollmer, Andrea Fock, Ulrike Gonder, Karin Haug: Prost Mahlzeit! Krank durch gesunde Ernährung. Köln: Kiepenheuer & Witsch, 1994

Denn gleich zu Beginn können die Babys einige der wesentlichen Botschaften des Geschmacks unterscheiden: Sie kommen mit den Geschmacksrezeptoren für süß, bitter und sauer auf die Welt. Süß signalisiert: Hier steht eine blitzschnell zu verwertende Energiequelle zur Verfügung. Bitter bedeutet: Vorsicht, es könnte sich um Gefährliches oder gar Giftiges handeln. Über die tiefere Bedeutung des Sauren sind sich die Wissenschaftler noch nicht ganz sicher. Möglicherweise ist daran Gesundes zu erkennen: Vitamin C beispielsweise ist bekanntlich sauer. Und salzig, die Geschmacksrichtung, die in den ersten paar Lebensmonaten entsteht, macht auf Mineralien aufmerksam, Salze, die ebenfalls lebensnotwendig sind.

Damit die Wahrnehmung auch stets ganz frisch ist, werden die Geschmackszellen ständig renoviert: Alle zehn Tage ersetzt der Körper selbsttätig die Hälfte der wichtigen Sensoren, sogar im Alter. Dann allerdings läßt das Geruchsempfinden nach – womöglich ein Grund dafür, daß nach neueren Studien ältere Menschen überraschenderweise »eher gewillt sind, ›novel foods‹, neugeschaffene Nahrungsmittel zu probieren, zumal wenn die Senioren schon ein reduziertes Geruchsempfinden haben«, wie der Sinnes-Forscher Friedman meint.

Die ganz Jungen hingegen entwickeln die »Neophobie«, wie die Autoren der Studie über kindliche Konsumenten aus dem Mickymaus-Verlag Ehapa berichten: »Diese dem Menschen eigene Schutzmaßnahme beugt der Vergiftungsgefahr durch unbekömmliche neue Lebensmittel vor und hat sicherlich zum Überleben der Menschheit beigetragen« (siehe Kapitel 4). Die Publikation, die in der Anzeigenabteilung erdacht worden ist, läßt auch erkennen, daß Neophobie heilbar ist. Das setzt natürlich einen gewissen Aufwand an Reklame voraus. Denn: »Niemand kommt mit einer speziellen Vorliebe für Schokolade oder gar einer für ›Milka-Vollmilchschokolade‹ auf die Welt.« Aber: »Wenn ein Produkt mehrere Male angeboten wurde und dessen Aufnahme keine negativen

Konsequenzen gehabt hat, wird dessen Wertschätzung zu-
nehmen.« Hilfreich ist, so die Studie der Mickymaus-Anzei-
genleute, wenn den Kindern eine bekannte, vertrauenswür-
dige Person den Verzehr eines neuen, unbekannten Nah-
rungsmittels »vorexerziert«. Denn vor allem die jüngeren
Kinder zeigen »ein Nachahmungsverhalten ähnlich wie Kü-
ken«. »Auch kann die Wertschätzung der Kinder für ein be-
stimmtes Nahrungsmittel oder ein Getränk dadurch manipuliert werden, daß den Kindern eine Geschichte über dieses
Nahrungsmittel erzählt wird«, so die Ehapa-Kinder-Studie.

Die Einbeziehung von Märchenfiguren oder Comic-Hel-
den empfehlen ja auch namhafte Experten der internationalen Werbe-Szene (siehe Kapitel 4). Nur ist es ja neuerdings so,
daß nicht nur die Werbung für die neuen Nahrungsmittel
Märchen erzählen, sondern auch die Nahrungsmittel selber:
Sie erzeugen eine Illusion von Erdbeeren, wo keine sind, eine
Fiktion von Rind, wo dieses völlig fehlt. Stattdessen ist da bloß
Aroma oder beispielsweise »Ribotide«, ein Geschmacksverstärker der japanischen Firma Takeda, der es zum »Marktführer in der Welt der Lebensmittelindustrie« (Eigenwerbung)
gebracht hat. Ribotide ermöglicht, so der Firmenprospekt,
eine »Suppe mit stärkerem Geschmack« zu kochen, bei der
»die Gesamtmenge Fleischextrakt durch Ribotide ersetzt«
wird. »Die Kostenersparnis ist offensichtlich«, meint der Prospekt. Da hat er sicher recht. Aber was meint der menschliche
Körper dazu?

Der erwartet ja eigentlich Rind, er hat Hunger und Appetit
auf Fleisch, er sieht die Suppe schon dampfen, er ist voller
freudiger Erwartung. Eine sehnsüchtig-angespannte Situa-
tion, wie sie der Urahn aller Feinschmecker, Jean Anthèlme
Brillat-Savarin beschrieben hat: Im »Gedächtnis steigen
Dinge wieder auf, die einst der Zunge geschmeichelt – die
Phantasie glaubt sie vor sich zu sehen: es ist ein Zustand,
traumartig. Dies ist nicht ohne Reiz, und wir haben tausend
Eingeweihte in der Freude ihres Herzens rufen hören: ›Wel-

che Lust an gutem Appetite – Notabene, wenn man eines glänzenden Mahles in Kürze gewiß ist!‹ Indessen regt es sich überall in der Nährmaschine: der Magen wird empfindlich, die Magensäfte scharf, die inneren Gase ziehen hörbar umher, der Mund füllt sich mit Speichel, und die Verdauungskräfte stehen alle unterm Gewehr, wie Soldaten, die nur noch den Befehl zum Sturm erwarten.«*

Und dann kommt Ribotide.

Was aber fängt der Magen des Feinschmeckers mit Ribotide an? Oder mit einem vegetarischen Rinderaroma von Bell Flavors & Fragrances? Gar nichts, meint der Regensburger Sinnesphysiologe Jürgen Boeckh: »Da läuft der Apparat leer.« Denn, so Boeckh: »Die Aromen sind geeignet, den Körper auszutricksen. Wenn diese Geschmacksstoffe Rind signalisieren, dann wird das Hirn alarmiert, dann werden die Verdauungsdrüsen aktiviert, die das ganze System darauf einstellen, Rind zu verarbeiten. Jetzt läuft das ganze leer. Da wird der Körper betrogen. Das ist physiologisch ein Mangelzustand.« Und die Folge ist: »Saumäßiger Kohldampf.« Die reflexhafte Reaktion dann: weiteressen.

Der Geschmack irritiert den Körper also. Wo er doch bloß ein ästhetisches Moment noch sein sollte, eine Verkaufshilfe, die ein schönes Lebensgefühl transportieren sollte, wie in jenen glücklichen Fernsehfamilien, die schon zum Frühstück die Fabrikpäckchen öffnen und auf den Teller kippen. Der Geschmack sollte den Genießer in angenehme Gesellschaft von Tennisstars und Schwimmnixen hieven, die am Gepriesenen nippen oder knabbern. Nun aber schafft er Komplikationen im Verdauungstrakt, nur weil er ein paar Lügenbotschaften versendet. Der Körper ist offenbar doch komplizierter,

* Jean Anthèlme Brillat-Savarin: Physiologie des Geschmacks oder Betrachtungen über das höhere Tafelvergnügen. Ausgewählt, übersetzt und eingeleitet von Emil Ludwig mit Holzschnitten der Ausgabe von 1864. Insel Verlag 1979 (1913).

übersteigt bei weitem den Horizont der Technologen in Labors und Universitäten, arbeitet in seinem eigenen Kosmos und läßt sich von Pseudo- Nahrung nicht überlisten.

Ungeklärt ist ja auch, wie die Stoffe wirken, denen der Geschmack geraubt wurde, weil er störend wirken könnte. »Ribotide« ist nämlich auch geeignet, laut Herstellerangaben, »um metallische oder andere unerwünschte Beeinflussungen zu verdrängen« oder um »bittere oder saure Einflüsse zu verdrängen.« Womöglich miede der Körper diese Dinge, wenn sie denn so blechern schmecken. Womöglich miede er sie mit Bedacht, weil sie ihm nicht wohltäten.

Und was ist, schließlich, mit den ganz gesunden Wohltaten, die uns die Industrie verkaufen will – ohne den natürlichen Geschmack? Wie beispielsweise jene ultragesunden Erzeugnisse aus Fischöl, PUFAs genannt (siehe Kapitel 12). Die haben »praktisch keinen Fischgeruch mehr«, sagt ein netter Herr namens Reto Muggli. Er hat bei der Pharmafirma Hoffmann-La Roche ein Verfahren entwickelt, um aus Fischabfällen diese PUFAs zu gewinnen, die anschließend in Brot und Kekse, Joghurt und Orangensaft eingebaut werden können. Die Babys sollen damit ganz prächtig wachsen und gedeihen, denn PUFAs, die mehrfach ungesättigten Fettsäuren (»Polyunsaturated Fatty Acids«), sollen bei Kindern die Sehkraft stärken, bei Erwachsenen Herzleiden verhindern und Rheuma lindern, die Schuppenflechte, Verkalkung, ja Krebs bremsen. Darauf sind Wissenschaftler aufmerksam geworden, weil Eskimos aus Grönland so gesund sind und selten was an Herz und Kreislauf haben: Sie verzehren unablässig Hering und Makrele, fette Fische mit vielen PUFAs. Fragt sich nur, ob die künstlichen PUFA-Gaben wirklich helfen. Immerhin essen die Eskimos ja echte Fische und nicht den geruchsfreien Hoffmann-La Roche Fischöl-Erdbeerjoghurt. Aber es ist tröstlich zu sehen, daß die Ernährungs- und Pharma-Konzerne sich bemühen, die Mängel auszugleichen, die durch die moderne Zivilisationskost entstehen.

Und diese Mängel häufen sich, sogar in Wohlstandsregionen. Kinder in Basel beispielsweise, der Heimat von Hoffmann-La Roche, leiden, wie mehrere Studien an 5000 Schülern zeigten, vielfach an Mangelernährung: Ein Drittel aller Kinder und Jugendlichen nehmen dort zu wenig Vitamine, zu wenig Mineralstoffe auf. Auch deutsche Kinder leiden Mangel, wie von Verzehrsforschern angelegte Ernährungstagebücher zeigen: Ein Knabe namens Peter, 10, beispielsweise aß laut Protokoll an einem Test-Tag zum Frühstück »nichts«, mittags Nudelsuppe, Schokolade und Fanta, nachmittags wieder »nichts« und abends »nichts«. Am nächsten Tag gab es dann abends immerhin Nudelsuppe, Blumenkohl und Fanta.

Ein Mädchen namens Anita, 9, lebte laut Protokoll vorwiegend von Nutella, Milchreis, Knäckebrot, Kaba und Kaugummi. »Mit einer derartigen Ernährung unserer Kinder wird der Grundstein für Krankheit und Siechtum gelegt«, ereifert sich die Biologin Annelies Furtmayr-Schuh.*

Schon leiden viele Kinder an Knochenschwäche, der sogenannten Osteoporose, früher eine klassische Oma-Krankheit (»Witwenbuckel«). Der Grund: Jungen nehmen nur drei Viertel des Kalziums auf, das für ihren Knochenaufbau nötig wäre, Mädchen gar nur zwei Drittel. Mit einem halben Liter Milch wäre der Mangel zu beheben – stattdessen trinken sie den »Kalzium-Räuber« Cola (siehe Kapitel 4). »Selbst Kleinbauern im Mittelalter«, meint Frau Furtmayr-Schuh, seien wohl »besser mit Nährstoffen versorgt gewesen als viele unserer Wohlstandskinder heute«.

Das betrifft nicht nur die Kinder. Weil immer mehr Menschen industriell gefertigte Lebensmittel verzehren, breiten sich die Mangelerscheinungen aus: »Heute geht es vorrangig

---

* Annelies Furtmayr-Schuh: Postmoderne Ernährung: Food-Design statt Eßkultur. Die moderne Nahrungsmittelproduktion und ihre verhängnisvollen Folgen. Stuttgart: TRIAS Thieme Hippokrates Enke, 1993

um neue Produkte, die gezielt entwickelt werden, um größere Umsätze zu erreichen. Die ernährungsphysiologische Qualität tritt dabei in den Hintergrund«, meint der emeritierte Gießener Ernährungswissenschaftler Claus Leitzmann. In weiten Kreisen der Bevölkerung sei deshalb der Bedarf an lebenswichtigen Vitaminen und Mineralstoffen »nicht mehr gedeckt«.

Vor allem alte Menschen sind heute mehr und mehr unterernährt. Der Grund, so der Ernährungsbericht 1996 des Bundesgesundheitsministeriums: »zu geringe Nahrungsaufnahme«. Die Senioren, die vielfach nicht nur zu wenig Vitamine und Mineralstoffe zu sich nahmen, sondern überhaupt viel zu wenig aßen, waren vielfach schlicht untergewichtig. »Die Speisepläne in Seniorenheimen erfüllen oft nicht die Grundvoraussetzung für eine bedarfsgerechte Versorgung mit Energie- und Nährstoffen«, so die Studie, die von der Deutschen Gesellschaft für Ernährung erarbeitet wurde. Wenn die Alten ins Krankenhaus kommen, sind sie noch schlimmer dran: Nach einer amerikanischen Untersuchung zeigten dort von 250 Patienten über 65 Jahren fast 40 Prozent Zeichen einer Protein-Energie-Mangelernährung – ein Phänomen, das üblicherweise typisch ist für die ärmsten Hunger-Regionen der Welt.

Man kann ja Verständnis haben für die alten Herrschaften, die laut Ernährungsbericht die Nahrungsaufnahme oft auch aufgrund schlechter Erfahrungen nach dem Genuß verweigern: »Übelkeit, Unwohlsein, Völlegefühl, Erbrechen«. Die Mahlzeiten in Krankenhäusern und Pflegeheimen sind, wie auch das »Essen auf Rädern«, immer häufiger tiefgekühlte, vorgekochte und mit den fabrikkostüblichen Ingredienzien, Geschmacksverstärkern, Aromen, Emulgatoren aufgeblasene Produkte. Nullnahrung.

Die Großküchen mit ihren Fertigerzeugnissen haben dabei ihre eigenen, ganz speziellen Fertigkeiten: »Schnitzel zu braten ist keine Kunst. Aber systematisch nach Einsparmöglichkeiten zu suchen, fällt vielen normalen Betreibern schwer«, sagt laut *Süddeutscher Zeitung* der Geschäftsführer von Eurest, dem Markführer unter den Groß-Lieferanten, der neben den Besuchern von Kantinen in wachsender Zahl auch die Insassen von Krankenhäusern abfüttert.

Das ist jetzt zwar schön billig. Aber die Alten verweigern die Aufnahme. Die um die unterernährten Senioren besorgten Mediziner haben offenbar die Hoffnung aufgegeben, mit der üblichen Hospital- oder Heimkost die Alten wieder aufpäppeln zu können. Wenn sie keinen Appetit haben, essen die älteren Herrschaften einfach nichts: »Ein Überreden zum Essen ohne Appetit gelingt zwar immer wieder, bleibt in vielen Fällen aber auch erfolglos«, so der Ernährungsbericht 1996.

Die Ernährungsmediziner haben dagegen verblüffende Erfolge mit Flüssignahrung erzielt: Die Alten bekommen einen genau abgestimmten Nährstoffcocktail. Und sind damit nicht mehr darauf angewiesen, was ihnen täglich auf dem Teller so vorgesetzt wird. Ergebnis dieser liquiden Leckereien, so ergaben Studien in Heidelberg und in der Schweiz: eine deutliche »Besserung der körperlichen Verfassung«, ja sogar eine geringere Sterblichkeitsrate.

Bravo. Die Menschen leben länger, und sie leiden weniger. Die Mediziner haben ihr Mögliches getan: Die Kunst des Arztes ersetzt sogar den Appetit. Jenen Appetit, den der Feinschmecker Brillat-Savarin noch als freudige Erregung empfand angesichts der zu erwartenden Genüsse. Doch womöglich sind feinschmeckerische Regungen ohnehin fehl am Platz, wenn lauwarmes »Essen auf Rädern« anrollt oder aufgewärmte Fertigkost droht.

Wenn der Doktor eingeschaltet werden muß, um dem Menschen das Nötigste an Nährwert zu geben, dann ist die Entkoppelung des Essens von seiner Bedeutung im Endstadium angelangt. Der Geschmack, der eigentlich die Körperfunktionen in die richtige Richtung lenken sollte, ist endgültig eliminiert worden. Irgendwo in der Großküche, in den vielen

Filialen der Versorgungskonzerne verlorengegangen. Oder bloß noch als ästhetische Zugabe beigemengt worden. Der Nährwert aber ist andererseits auch irgendwo verflogen. Das Essen nützt nichts mehr, es spendet keine Energie, null Lebenskraft. Es ist, wie der Kulturhistoriker Stephen Mennell sagt, zum »Fetisch« geworden, eine Chiffre in der Welt der Waren. Es signalisiert, je nach Wahl der Ware, beispielsweise die Zugehörigkeit zur illustren Gesellschaft jener Tenniswelt, in der ebenfalls Nudeln oder Nutella genossen werden. Oder jener glücklichen Familien, die sich lachend um sonnenbestrahlte Frühstückstische versammeln. Doch ob solches Essen nun glücklich macht oder gar siegreich, ist zweifelhaft: Es nützt ja nichts.

Wenn das Essen nichts nützt, reagiert durchaus nicht jeder, wie die Alten, mit Boykott. Manche essen auch mehr, in der Hoffnung, doch noch einen Hauch Nährwert zu erhaschen. Kinder beispielsweise. Wenn die natürlichen Körperfunktionen ausgeschaltet sind, wenn der Geschmack nicht mehr Appetit und Sättigung regelt, dann fressen sie einfach weiter. Es tritt dann das wundersame Zivilisations-Phänomen auf, daß Menschen gleichzeitig übergewichtig und mangelernährt sind.

Und bei des Menschen liebsten Freunden läuft das, seit sie auch in die Zivilisation eingebunden sind, ähnlich. Sie werden gemästet, bis der Stall brummt. Neuester Geheimtip dabei: Erdbeeren.

8. Dicker Hund:
Wohlgeschmack als Masthilfsmittel

Warum Katzen Whiskas wollen. Weshalb Herr und Hund sich zivili-satorisch angleichen und immer mehr Vierbeiner auf Diät sind. Und: Allergische Katzen können jetzt wieder Hoffnung schöpfen.

Schweine lieben Erdbeeren. Die Sau grunzt glücklich, fried-lich frißt sie, wenn es die roten Früchte gibt.

Nun soll das Borstenvieh dem Menschen ja sehr ähnlich sein, in mancherlei Hinsicht. Die Haut, so hören wir, sei von ähnlicher Beschaffenheit, der Hang zum Bauchspeck bei Mensch wie Schwein ganz ähnlich. Daß die netten fetten Vie-cher aber auch eine Vorliebe haben für Erdbeerkuchen, Erd-beeren mit Schlagsahne, vielleicht sogar Erdbeermarmelade, das ist neu. Das Publikum hätte vielleicht auch nie davon erfahren, wenn nicht die Firma Danisco sehr verdienstvolle Fütterungsversuche angestellt hätte.

Indessen: Warum soll es den Säuen besser gehen als den Menschen, deren unbegreifliche Gier auf Erdbeeren auf na-türlichem Wege schon gar nicht mehr zu befriedigen ist? Auch die Schweine kriegen bloß: Aroma. Genauer: FLA-VODAN™ SB-185, Futteraroma in Pulverform aus dem Hause Danisco, Geschmacksrichtung Erdbeere.

120 privilegierte Versuchsferkel, alle zwei bis sieben Wo-chen alt, durften antreten beim großen Vergleichsfressen im Nationalen Institut für Tierwissenschaften im dänischen Voulum. 30 von ihnen bekamen allerdings nur das »typische dänische Ferkelfutter«, wie das Testprotokoll vermerkt: eine Mixtur aus Weizen, Gerste, Sojamehl, Fischmehl und einigen anderen Zutaten. Was ein Ferkel heute eben so frißt.

Die übrigen bekamen das Normalfutter mit den leckeren Aromazusätzen. 49 tolle Tage lang durften sie fressen soviel sie wollten, allerdings immer unter Aufsicht von Viggo Danielsen, dem Versuchsleiter von der Abteilung für Schweine- und Pferdeforschung an jenem Institut.

Das überraschende Ergebnis hat Viggo Danielsen festgehalten im Report No. 803 vom 4. Dezember 1991.

Das Ergebnis zeigt, daß das Schwein doch weit näher am Menschen dran ist, als wir uns das vorstellen, jedenfalls hinsichtlich der Geschmacksvorlieben. Denn: Die armen Ferkel, die nur das normale Futter bekamen, nahmen nur 301 Gramm am Tag zu. Verständlich, denn wer möchte sich schon mit so einer Soja-Fischmehl-Pampe mästen lassen.

Aber: Die Genießer aus der Gruppe, die sich an FLAVODAN™ SB-185 gütlich tun durften, dem Erdbeerfutter, nahmen täglich um 322 Gramm zu. Das ist kein Wunder, denn von dem leckeren Beerenimitat fraß jedes der glücklichen Versuchsferkel verständlicherweise mehr als die armen Normalköstler. Und nahezu spektakulär ist die Tatsache, daß die Ferkel in weiteren Gruppen noch mehr zunahmen: Sie bekamen, gewissermaßen als Nachtisch, FLAVODAN™ MC-147 – Sahne! Sahne-Aroma, um genau zu sein. Damit nahmen sie sogar 325 Gramm täglich zu – was den Schluß nahelegen könnte, daß Schweine nicht nur Erdbeeren lieben, sondern am liebsten die Erdbeeren mit Schlagsahne genießen – genau wie wir.

Nun wäre es sicher ungerecht, wenn nur die kleinen Dänenferkel in den Genuß von Erdbeeren und Schlagsahne kämen. Aber die Firma Danisco ist glücklicherweise recht groß, sie macht weltweit einen Umsatz von 16 Milliarden dänischen Kronen, etwa vier Milliarden Mark. Und sie hat 22 Filialen rund um den Globus: überall in Europa, zudem in Argentinien, Brasilien, Chile, Japan, Kanada, Kolumbien, Malaysia, Mexiko und den USA. Kein Schwein der Welt muß also auf sein aromatisches Soja-Fischmehl-Frühstück verzichten.

So durften ein paar ausgewählte holländische Ferkel auf einer Farm mit 1000 Schweinen auch schon mal das spezielle feine Futter probieren: Sie bekamen einige Wochen lang eine prima Mischung mit Vanille-Schoko-Geschmack Marke FLAVODAN™ SW-794 und legten auch kräftig Pfunde zu.

Dank einer üppigen Vielfalt von Geschmäckern müssen die Massenstallbewohner nicht immer das eintönige Mastfutter fressen: Danisco allein bietet schon Dutzende von Geschmacksmischungen an, darunter Aprikose und Pfirsich, Kokosnuß und Karamel, Himbeere und Pfefferminz. Das liebe Vieh wird förmlich überschüttet mit Geschmack: Dragoco ist auch bei den Tierfutterlieferanten, ebenso Haarmann & Reimer, und auch die Tierproduzenten selber mischen im Aroma-Business mit: Der international operierende Cuxhavener Lohmann-Konzern, der seine Kaufhaushühnchen unter dem idyllischen Namen »Wiesenhof« verkauft, hält in seiner Pharma-Sparte »Lohmann Animal Health« laut Prospekt auch die von den Haustieren bevorzugten Aromen »in verschiedenen Varianten für alle Tierarten« bereit.

Denn weil die Haustiere nicht immer nur Pfirsich und Himbeeren mögen, haben die Aromakünstler auch die Leibspeisen für unsere vierbeinigen oder gefiederten Freunde nachgebildet: Bell Flavor & Fragrances hat fürs Pferd beispielsweise die Geschmacksrichtung »Heu & Kraut« im Angebot, für Schweine sogar »Trüffel«. Die Katze kriegt, ganz ohne Jagd und Mühe, ein Aroma Marke »Maus«, und für Hühner haben die Chemiker eine Komposition vom Typ »Regenwurm« zusammengestellt – eine besonders bewundernswerte Leistung der Labor-Mannschaft, vor allem hinsichtlich der sicher schwierigen Untersuchung, wie denn wohl das Original schmeckt.

So bekommen unsere Mitgeschöpfe, die ja oft genug in dunklen Ställen, auf rutschigen Böden oder gar in kleinsten Käfigen vegetieren müssen, eine dumpfe Ahnung von den Gaumenfreuden, die ihre Ahnen in der Natur genossen und

als instinktive Vorliebe auch an die fabrikmäßig fleischprodu-
zierenden Artgenossen vererbt haben. Und auch die vierbeinigen Hausgenossen, die ein langweiliges Leben als Schoßtier
oder hochgezüchtetes Dekorationsobjekt führen müssen,
dürfen mehrmals täglich einen Hauch von freier Wildbahn im
Futternapf erschnuppern.

Es ist indessen nicht das Mitgefühl zur Kreatur, das die
Futterproduzenten zum Geschmacktopf greifen läßt. Oft
müssen die Kunstaromen nur kaschieren, daß der Fabrik-
landwirt am Futter gespart hat. Ein Schwein, das Rindvieh
könnte die Nahrungsaufnahme verweigern. Doch Aromen
im Futter können den »anrüchigen Geschmack von billigsten
Futterrationen effektiv maskieren«, verkündet der US-Produ-
zent Agrimerica im Prospekt für seine Futteraromen.

Und noch ein Vorteil hat der Extra-Geschmack aus den Labors: Die armen Tiere aus der Quälzucht müssen ja regelmäßig Medikamente fressen, um gegen die vielen Krankheitserreger im Massenstall gewappnet zu sein. Bittere Pillen, eklige
Arzneien. Die Tiere wollen das eigentlich nicht, sie »haben
ein Problem mit der Annahme einer Medizin, wenn diese
ohne ein überdeckendes Aroma verabreicht wird«, weiß der
Aromaproduzent Bell Flavors & Fragrances, der dankenswer-
terweise eine aromatische Lösung für das Problem parat hat.

Die moderne Tierwelt birgt für den Unkundigen immer
wieder Überraschungen. So ergaben Untersuchungen an in-
und ausländischen Süßwasserfischen vor einigen Jahren
plötzlich unerklärlich hohe Gehalte an Moschusduft. Üblicherweise pflegen sich Forellen oder Saiblinge ja nicht zu
parfümieren, bevor sie sich paaren oder zu kleinen Ausflügen
in den See stechen. Umweltforscher vom Kölner Katalyse-In-
stitut äußerten deshalb 1995 nach Auswertung einiger Fisch-
Analysen die Vermutung, daß der Stoff in Fischfarmen dem
Futter beigemengt wird, damit dessen »unangenehmer Geruch« übertüncht wird.

Parfüm fürs Fischfutter, weil dieses zum Himmel stinkt?

Noch in den entferntesten Weltgegenden werden die Fische in Massen zusammengepfercht und mit einem Futtercocktail traktiert, der wohl nur mit starken Geschmacks-Masken erträglich ist. Denn die Fische sind, ebenso wie die Viecher im Massenstall, ständig krankheitsbedroht. Selbst im Pazifik vor der chilenischen Küste werden Lachse deshalb, wie die *Frankfurter Allgemeine Zeitung* (FAZ) im Dezember 1996 berichtete, mit einem Cocktail von Antibiotika behandelt: Amoxicillin, Sulfamerazin, Nifurpirinol, Erythromycin, Chlortetracyclin. Nur so kann der Lachs, der in der Massenzucht zum »Schwein des Meeres« (FAZ) mutiert ist, vor Parasiten und Gebrechen geschützt werden. Vor der Furunculosis etwa, oder vor der Seelaus, die sich in der Haut des Lachses einnistet, das Gewebe zerstört und sich laut FAZ »bei Käfighaltung ins Unerträgliche vermehren kann«.

Diese Läuse haben auch die Massen-Lachse aus britischen Gewässern als Lebensraum entdeckt – und treten dort jetzt ihrerseits massenhaft auf. Die Lachsmäster im Vereinigten Königreich sind daher auf ein Mittel verfallen, das für diesen Zweck eigentlich gar nicht vorgesehen ist: Ivermectin. Es wirkt prima: Ins Fischfutter gegeben, läßt es die Läuse ganz einfach vom Lachsrücken fallen. Daß auf der Packung vermerkt ist, das Mittel dürfe keineswegs in die Nähe von Wasserläufen gelangen, da es »aquatische Organismen schädigen« kann, kümmert die Quälfischer offenbar nicht: Nach einem 1996 erschienenen Bericht des Wissenschaftsblattes *New Scientist* haben britische Veterinäre in den drei Jahren zuvor in zehn Prozent der verkauften Lachse Ivermectin-Spuren entdeckt.

Antibiotika sind überall. Mittlerweile gar dort, wo sie keiner vermutet. Und sie kommen immer näher, rücken ins Wohnzimmer vor. Allerdings inkognito. Denn die Futterindustrie produziert in derartigen Mengen, daß offenbar bisweilen der Überblick verloren geht, für welchen Napf welches Produkt bestimmt ist.

Die Schattenseiten dieser industriellen Produktion von Heimtiernahrung erlebten niederländische Katzenfreunde im Sommer 1996: Monatelang ängstigten rätselhafte Katzenlähmungen ihre Besitzer. 800 Katzen waren binnen kurzem von der unerklärlichen Krankheit befallen. Drei Monate lang fahndeten Tierbesitzer und Veterinäre nach den Ursachen. Eines stand schon bald fest: Alle Gelähmten hatten Futter der Marke »Felix« und »Tom Poes Viariantjes« gefressen. Üblicherweise lähmt dies die Tiere nicht. Es war aber, wie sich herausstellte, bei den Vorprodukten eines ungenannten Zulieferers ein Antibiotikum hineingeraten. Aus Versehen. Es wird normalerweise nur bei Hühnern und Schweinen verwendet, kann aber bei vielen anderen Tieren zu Lähmungen oder gar zum Tod führen.

Herrchen und Frauchen, die Hunde und Katzen hätscheln, wähnen sich gemeinhin fernab der bösen Welt der industriellen Quälzucht. Sie kaufen teure Kleinstportionen von liebevoll zubereiteten Leckereien für ihre Liebsten – und wollen kaum zur Kenntnis nehmen, daß sie sie von den gleichen Produzenten beziehen, die auch die Mastmittel für die geknechteten Massenviecher liefern. Sie wähnen sich in einer anderen, tierfreundlichen Welt – und bewegen sich doch im gleichen Kosmos artwidrigen Umgangs mit der Kreatur.

Und oft verfüttern sie an ihre vierbeinigen Lieben just den Müll, der sonst nicht mehr zu entsorgen ist. Der »Katzenjammer« *(Frankfurter Rundschau)* war daher laut und vernehmlich, als im Herbst 1996 die britische Regierung eine Anweisung erlassen mußte, wonach Haustierfutter und Viehfutter fortan getrennt zu produzieren sei. Es hatte sich herausgestellt, daß auch Katzen eine besondere Form des Rinderwahns BSE bekommen können. Und die Gefahr droht ihnen täglich. Denn die Futterfabriken vermischten offenbar munter Fleischreste und Knochenmehl von BSE-verdächtigen Viechern mit den Rationen fürs Haustier. Ereiferte sich der Labour-Abgeordnete und Mikrobiologe Martyn Jones: »Das Ganze ist eine erstaunliche Enthüllung. Dieses Zeug ist so gefährlich, daß man nicht einmal die Genehmigung hat, es zu vergraben. Stattdessen wird man es los, indem man es an die Haustierfutter-Industrie verkauft. Wahrscheinlich ist es als Füllmittel in jedem Katzenfutter enthalten.«

Ein Schock. Wo doch Katzenbesitzer wie Hundehalter ihre ganze Libido auf ihre Tierchen richten und viel Geld ausgeben fürs Futter, damit Mieze und Fiffi auch in jeder Lebenslage ganz gewiß richtig ernährt werden. Und sich in dem Glauben wiegen, die »Gourmet«-Mahlzeiten und »Schlemmer«-Dosen seien so gesund wie das, was sie selber essen.

Wahrscheinlich haben sie recht. Zumindest der Geschmack wird wohl oft ganz ähnlich sein. Zwar wird das Mäuse-Aroma nur der Katze vorbehalten sein, das Regenwurm-Imitat nur dem Huhn. Aber allmählich scheint es eine gewisse Angleichung zu geben in den Geschmacksvorlieben.

Weil offenbar viele Hunde die Vorliebe ihrer Herrchen für Italienisches teilen, hat der US-Hersteller Thompson das Hundefutter »Pasta Plus« auf den Tisch bzw. in den Napf gebracht – ganz so, wie es auch die Menschen lieben. »Fleisch, Pasta und Käse – die ideale Art, Hunde gesund und abwechslungsreich zu ernähren«, wirbt der Hersteller. Und sogar noch *al dente* soll die »Soft Pasta« genannte Teigware bleiben, oder wenigstens so ähnlich: »Dank eines patentierten Herstellungsprozesses bleiben die Pasta-Stückchen weich und kaufähig« – und sorgen für ein »ganz neues Geschmacks- und Freßerlebnis«.

»Menschen ernähren ihre Tiere wie sich selbst«, sagt die Münchner Tiernahrungs-Expertin Professor Ellen Kienzle. Bell hat zum Beispiel bei seinen Tieraromen auch die Geschmacksrichtungen Butter, Käse, ja sogar Hüttenkäse im Angebot. Das hatten die Tiere, ganz früher, in freier Wildbahn ganz sicher nicht, und auch in ihrer Karriere bis hin zum Haustier mußten sie lange warten, bis sie so etwas bekamen. Oder gar Schokolade, wie jetzt von Danisco.

Mensch und Haustier essen auch im gleichen Rhythmus, der Trend geht, wie das Marktforschungsinstitut Nielsen beobachtet hat, zu den »kleinen Mahlzeiten zwischendurch«. Fürs Tier darf es etwas teurer sein: Die 200-Gramm-Packung Müsli-Snack der Marke Frolic-Cornaro ist doppelt so teuer wie das Pausensnack-Pendant fürs Herrchen.

Da ist für die Firmen einiges zu holen: Über drei Milliarden Mark gaben die Deutschen schon 1995 für Heimtiernahrung aus – doppelt so viel wie 1980. Schon fressen jeder zweite Hund und 54 Prozent aller Katzen Fertiggerichte. Das Wachstum wird angekurbelt durch machtvolle Werbung: 150 Millionen Mark im Jahr geben die Branchenriesen aus – mehr als BMW und Daimler-Benz für TV-Spots und Illustriertenwerbung auswerfen. Und der Erfolg von Whiskas, Frolic, Chappi stimmt auch die großen Giganten der Lebensmittelbranche ganz euphorisch: »Tierfutter ist für Nestlé weltweit ein strategisches Wachstumsfeld«, sagt der Marketingleiter der deutschen Tochter Friskies Tiernahrung GmbH in München. Auch der westfälische Wurstfabrikant Stockmeyer expandiert. Er hat, wie Nestlé, auch die Menschenverköstigung als Basis, führte etwa eine erfolgreiche Kinder-Linie ein, eine »Kinder-Pizza« beispielsweise und eine »Kinderwurst«, die wie Vorstandssprecher Arno Risken sagt, »nach Einführung der Flossenpackung eine erfreuliche Eigendynamik« entwickelt. Ein »hochinteressanter Wachstumsmarkt« ist laut Risken aber der Tierfuttersektor. Dank des Erwerbs der niederländischen Saturn Petfood B. V. erzielt er bei den Heimtieren schon einen Umsatz von 200 Millionen Mark. Das sind allerdings Marginalien gegen den Marktführer Effem, der mit Whiskas, Chappi, Pal allein in Deutschland zwei Milliarden Mark umsetzt – zwei Drittel des Branchenumsatzes. Und der Profit soll weiter wachsen; zu den erfreulichsten Zukunftserzeugnissen gehören Diätprodukte. »Dieser Trend wird sich in nächster Zeit fortsetzen«, sagt ein Funktionär vom Industrieverband Heimtierbedarf.

»Bont light« beispielsweise, ein Trockenfutter in Säcken, hält laut Hersteller »auch ältere Hunde optimal in Form und sorgt dafür, daß es nicht zu Gewichtsproblemen kommt«. Auch für Allergiker ist etwas dabei: »Animonda Sensitive cat«, die »Vollkost für ernährungssensible, zu allergischen Reaktionen neigende Katzen«, erhältlich in den »aktuellen« Geschmacksrichtungen Lamm + Reis sowie Pute + Reis. Von der Firma Trofizoon gibt es für die gesunde Darmflora die »Verdauungshilfe«, eine »Multivitaminpaste« fürs geschwächte Katzentier. »Hair Repair« kriegt auch der Hund. Das sorgt nicht nur für gesunde Haut und glänzendes Fell, sondern senkt auch den Cholesterinspiegel. Sogar ein Anti-Stressmittel für Hund, Katze und auch Vogel ist zu haben. Selbst Fische, Schildkröten, ja sogar die gemeine Hausratte können in »besonderen Lebenssituationen« Stärkung gebrauchen. Für alle gibt es spezielle Diät-Ernährung, wie zum Beispiel im Falle der Ratte die »Multivitamin-Tropfen Nager«.

Ein freies Tier braucht so etwas nicht: Streunende Katzen, so fanden britische Forscher nach einer 1996 in der Zeitschrift *Ethology* veröffentlichten Studie heraus, stellen sich ganz selbsttätig eine ausgewogene Ernährung zusammen, mit ausreichend Nährstoffen, Mineralien, Vitaminen.

Das gesunde Gespür ist den Haustieren abhanden gekommen. Sie bilden mit den Menschen mittlerweile eine Schicksalsgemeinschaft auch bei den Gebrechen. Wo sie so eng zusammenleben, ihre Lebensmittel von den gleichen Lieferanten bekommen, sie im gleichen Rhythmus verzehren, da gleichen sich offenbar auch die Leiden an. Herr und Hund pflegen gemeinsam ihre Zivilisationskrankheiten wie Arthrose, Diabetes, Ekzeme, Allergien. Und: Sie sterben auch an ähnlichen Erkrankungen: »In Altersverhalten und Todesursachen ähneln sich Mensch und Hund immer mehr«, sagte die Bonner Zoologin Helga Eichelberg nach der Auswertung von 9248 Todesfällen bei Hunden. 27,3 Prozent der Hunde und 24 Prozent der Menschen starben an Krebs, 4,8 Prozent der Menschen und 7,8 Prozent der Hunde sterben an Erkrankungen der Verdauungsorgane.

Am meisten plagt die armen Tiere zu Lebzeiten wie die Menschen: übergroße Körperfülle. In den USA sind schon, wie die amerikanische Verbraucherzeitschrift *Consumers' Research Magazin* 1994 berichtete, zwei Drittel aller erwachsenen Hunde zu fett. In Los Angeles wurde deshalb jüngst ein Fitneßclub für Hunde eröffnet, in dem Bello und Rex ihre Pfunde auf dem Laufband abstrampeln können. »Das Übergewicht bei Haustieren scheint genauso problematisch zu sein wie das Übergewicht bei Menschen«, sagt die amerikanische Tierernährungsspezialistin Dr. Elisabeth Hodgkins. Denn »die Hunde können nicht mehr unterscheiden zwischen dem, was sie brauchen, und dem, was sie wollen«.

Das kommt natürlich nicht ganz von ungefähr. Denn es wurde einiges an menschlicher Geistesleistung darauf verwendet, den Tieren die instinktive Freß-Bremse, das natürliche Gefühl für Sättigung abzugewöhnen. Zum Beispiel bei der Firma Haarmann & Reimer, der Aromafabrik aus Holzminden. Sie liefert auch feinen Geschmack an die Produzenten von Hunde- und Katzenfutter. Und für deren Bilanzen ist es, wie Haarmann & Reimer knallhart beweisen kann, zweifellos besser, wenn sie in ihre Dosen den Geschmack aus den Holzmindener Labors hineinmixen.

Das Verfahren hat die Aromafabrik sogar zum Patent angemeldet beim Europäischen Patentamt, unter der Nummer 0 043 486 A 2. Es betrifft ein »neues Aromamittel für Tierfutter, ein Verfahren zum Verändern des Aromas bzw. Duftes von Tierfutter und das nach dem Verfahren hergestellte Tierfutter.« Denn, so die Patentschrift: »Tiere, insbesondere Haustiere, bevorzugen bestimmte Nahrungsmittel, wobei das Aroma eine ausschlaggebende Rolle spielt. Aus diesem Grunde kommt der Aromatisierung von Tierfutter eine besondere Bedeutung zu.«

Die Firma hat nun ein Aromamittel gefunden, das einen

etwas komplizierten Namen hat: 2-Methyl-3-mercaptothiophen. Glücklicherweise müssen die Tiere das Zeug nicht aussprechen, sondern nur fressen, und das tun sie laut Patentschrift liebend gern: »Tierfutter mit dem erfindungsgemäßen Aromamittel wird von den Tieren besonders bevorzugt.«

Das wurde natürlich in Tests ausgiebig geprüft. Die Versuchsleiter gaben Hund und Katzen zwei Näpfe: einen mit normalem Futter, einen mit dem aromatisierten Futter. Beide Näpfe wurden so gut gefüllt, daß die Tiere sie sicher nicht leerfraßen. Nach jeder Mahlzeit wurde gemessen, was sie in dem jeweiligen Napf übrigließen. Die Hunde durften sieben Tage lang testen, die Katzen an zehn Tagen.

Das Ergebnis: Alle Viecher bevorzugten den Aroma-Fraß. Die Hunde entnahmen davon durchschnittlich 61,3 Prozent, vom nichtaromatisierten nur 38,7 Prozent. Die Katzen favorisierten das Futter mit dem künstlichen Geschmack noch deutlicher: Sie schluckten 70,1 Prozent vom Aroma-Futter und vom anderen nur 42,8 Prozent.

Wenn Katzen also, wie zu hören ist, Whiskas kaufen würden, dann könnte es ja daran liegen, daß der feine Geschmack aus der Fabrik drin ist: »Whiskas mit Rind«, »Whiskas mit Lamm und Geflügel« hat es, auch »Sheba mit Seezunge in Aspik«. Auch das »Gourmet Dinner« von Friskies, der Tierfutter-Tochter von Nestlé, enthält das industrielle Aroma, und auch die Spezialität mit Rind und Huhn für erwachsene Katzen aus dem gleichen Hause. Herrchen kann das allerdings nur auf den amerikanischen Etiketten lesen – auf den deutschen steht da nichts.

So werden auch Hund und Katz ein wenig an der Nase herumgeführt. Dafür haben sie, andererseits, Geschmackserlebnisse, von denen ihre vorindustriellen Ahnen nie etwas ahnten.

Wie jene kleinen, glücklich grunzenden Ferkel, die nun endlich dem geheimen Urtrieb nach Erdbeeren mit Schlagsahne folgen können. Einige von ihnen durften übrigens noch ein anderes Geschmackserlebnis genießen: Süßstoff. Erdbeeren mit Süßstoff. Sie waren die absoluten Rekordhalter bei der aromaforcierten Mastkur: Während die Ferkel mit dem aromalosen Normalfutter nur 301 Gramm pro Tag zulegten, brachten es die aus der Gruppe mit Erdbeeraroma plus Süßstoff auf 326 Gramm pro Tag. Rekord!

Bei Menschen sind Süßstoffe seit einigen Jahren ja auch sehr beliebt. Viele kippen ihn in den Kaffee, süßen damit Obstsalat und Cola. Andere schlucken die Kunst-Süße eher unfreiwillig. Denn immer mehr Hersteller ersetzen den teuren Zucker durch billigen Kunst-Stoff.

9. Heimlich light:
Der unmerkliche Siegeszug des Süßstoffs

Weshalb saure Gurken bei Mastkuren sehr zu empfehlen sind. Warum Plastik für süße Gefühle sorgen kann. Vom Segen der Chemie: Blühende Geschäfte in der Lebensmittelabteilung von Hoechst.

Der junge Mann mag die Chemie. Vor allem im Essen. Denn die künstlichen Zutaten, so sagt er, seien absolut sicher und sehr gesund und stünden unter ständiger Beobachtung: »Da weiß ich, was drin ist. Das ist gut getestet.« Die Natur hingegen ist ihm eher suspekt, sie produziert Wildwuchs und wird von ihm nach Möglichkeit gemieden. Denn: »Die Natur ist nicht so gut kontrolliert.«

Dieses weiße Pulver kommt seinen Vorlieben daher sehr entgegen: »Total chemisch«, jubelt der junge Mann und lächelt glücklich. Der junge Mann heißt Andreas W. Lotz, er ist Direktor für Verkauf und Marketing in der amerikanischen Filiale von Hoechst Food Ingredients, einer Lebensmittelabteilung der Chemiefirma Hoechst. Seine Firma produziert das weiße Pulver, in riesigen Mengen und mit Zuwachsraten von bis zu 50 Prozent alljährlich.

Das weiße Pulver ist ein chemisch erzeugter Kunststoff, also pures Plastik. Seine Beliebtheit verdankt er einer Eigenschaft, den die Chemiker 1967 zufällig entdeckt haben: Er schmeckt süß. Allein in Deutschland wurde er 1996 in 700 Millionen Liter Getränke gemischt. Und weil er so erfolgreich ist, haben die Strategen von Hoechst die Produktionskapazitäten stark ausgebaut. Der Plastik-Süßstoff ist in Portugal und

Barbados, Bolivien, Trinidad und Guatemala zu haben: »Auf unserer Landkarte gibt es kaum noch weiße Flecken«, freut sich Professor Gert-Wolfhard von Rymon Lipinski, der Leiter der Abteilung Lebensmitteltechnik bei Hoechst Food Ingredients. Selbst Pepsi Cola in Saudi Arabien mixt das Pulver in seine Soft Drinks.

Natürlich wurde der künstliche Süßstoff ausgiebig getestet. 1988 erteilte die US-Lebensmittelkontrollbehörde FDA die Zulassung als Zucker-Ersatz in Kaugummi und Getränken, Instant-Kaffee und Tee, Desserts, Puddings und Sahne-Ersatzpulvern.

Amerikanische Verbraucherschützer raten dennoch vom Verzehr ab. Die Ernährungsexperten des Center for Science in the Public Interest haben den Kunststoff Acesulfam K, der von Hoechst unter dem Namen Sunett vertrieben wird, auf eine Liste von zehn Zutaten gesetzt, die vom Speiseplan zu streichen seien: »Vermeiden Sie Acesulfam K und die Produkte, die es enthalten. Ihre Naschlust ist es nicht wert.« Die Verbraucherschützer haben gesundheitliche Bedenken: »Die Öffentlichkeit wartet auf einen künstlichen Süßstoff, der unzweifelhaft gesund ist. Dieser ist es nicht. Sogar verglichen mit Aspartam und Saccharin – die ihre eigenen Sicherheitsprobleme haben – ist Acesulfam K der schlimmste. Dieser Zusatzstoff ist ungenügend getestet worden – die FDA stützte ihre Zulassung auf Tests, die nicht einmal ihren eigenen Ansprüchen genügen. Aber sogar diese Tests deuten darauf hin, daß der Zusatzstoff bei Tieren Krebs erzeugen kann. Das kann ein erhöhtes Krebsrisiko bei Menschen erzeugen.« Die Verbraucherschutzorganisation Center for Science in the Public Interest fordert deshalb, der Stoff sollte verboten werden.* Die FDA hingegen rechtfertigt ihre Entscheidung und

---

* Safe Food. Eating Wisely in a Risky World. Michael F. Jacobson, Ph.D. Lisa Y. Lefferts, Anne Witte Garland. Center for Science in the Public Interest. New York: Berkley Books, 1993.

verteidigt ihre Zulassungskriterien: Die Behörde hätte den Stoff sicher nicht zugelassen, wenn die Tests irgendwelche Probleme gezeigt hätten.

Die Hersteller von Getränken und Fertigdesserts können sich natürlich freuen, daß die amerikanische Zulassungsbehörde bei ihrer Entscheidung bleibt. Denn sie haben, so der Hoechst-Prospekt für den Kunst-Stoff Sunett, auf jeden Fall »handfeste wirtschaftliche Vorteile«.

Das wäre vielleicht eine Erklärung für den neuen Boom bei den synthetischen Süßstoffen.

Denn eigentlich war die Light-Welle ja schon ausgelaufen, die Kunden waren Light leid. »Light-Produkte liegen schwer in den Regalen«, meldete die *Frankfurter Allgemeine Zeitung* im Juli 1994. Denn bei den Dicken, den echten und den eingebildeten, hatte es sich herumgesprochen, daß mit den kalorienarmen Kunstprodukten allerlei Lügen aufgetischt worden waren: Eine Light-Mettwurst hatte da schon mal bloß zwei Kalorien weniger als eine normale, ein vorgebliches Light-Huhn »süß-sauer« aus der Fertigpackung war mit 98 Kalorien auf 100 Gramm fast so fett wie eine Schweinshaxe, die es gemeinhin auf 100 Kalorien bringt. Und ein Marmorkuchen »Light« hatte gar mehr Kalorien als sein Normalo-Bruder. Untersuchungen von Verbraucherzentralen hatten zudem ergeben, daß von 214 Leicht-Produkten jedes fünfte mit falschen Nährwertangaben geschmückt war. Sogar Richter mußten gegen allzu vollmundige Reklame einschreiten: Das Landgericht Frankfurt untersagte dem Kraft-Konzern, sein Salat-Dressing »Miracel Whip« als »das leichte Wunder« anzupreisen, wo das Zeug doch, wie die Richter angewidert feststellten, »zur Hälfte aus purem Fett« bestehe.

Wer seine Diätprodukte loswerden wollte, mußte sich aufs Schärfste von solchen Light-Lügen distanzieren: Eine der erfolgreichsten Abspeck-Marken beispielsweise blieb, mit über 100 Erzeugnissen vom Hühnchen »Toskana« bis zum »Chop Suey mit buntem Chinagemüse«, die Marke »Du darfst« aus dem Hause Unilever. Die bunten Päckchen für Möchtegern-Dünne dürften auf gar keinen Fall mit den anderen Leichtprodukten in einen Topf geworfen werden, verkündete Unilever: »Du darfst« habe »grundsätzlich nichts mit Light-Produkten zu tun«.

Doch bei den Studien, die Unilever veranstalten ließ, um den Nutzen seiner Abspeck-Päckchen nachzuweisen, wurden durchaus nicht alle Tester dünner. Einige nahmen gar zu.

Das könnte daran liegen, daß auch in einigen »Du darfst«-Produkten das bewährte Masthilfsmittel enthalten ist, das nach der Futtermittelverordnung in deutschen Ställen für Ferkel zugelassen ist, unter der Rubrik »appetitanregende Stoffe«: Saccharin. Der »Du darfst« Fleischsalat beispielsweise enthält dies süße Kunstprodukt.

Daß Süßstoffe schön dick machen, haben ja im Tierversuch unter anderem jene holländischen und dänischen Ferkel bewiesen, die neben den Aromen auch die süßen Zusätze im Futter fressen durften. Daß die kalorienreduzierten Erzeugnisse auch bei Menschen nicht viel helfen, beweisen im Großversuch die Amerikaner. Die Amerikanische Krebsgesellschaft beispielsweise hat bei einer Untersuchung von 80 000 Frauen herausgefunden, daß jene Damen, die Süßstoff nahmen, stärker zugelegt hatten als jene, die Zucker bevorzugten. Und obwohl die Amerikaner ganz verrückt sind auf kalorienreduziertes Futter, werden sie ständig dicker. 1994 bevorzugten, wie der dortige »Kalorienkontrollrat« verkündete, 174 Millionen US-Bürger »Light«-Mahlzeiten und -Getränke – 70 Prozent der Bevölkerung. Dennoch steigt ihr Mastgewicht stetig: 1996 meldete das Nationale Zentrum für Gesundheitsstatistik, daß schon 59 Prozent der Männer und 49 Prozent der Frauen Übergewicht haben – zehn Jahre zuvor waren es noch 51 Prozent der Männer und 41 Prozent der Frauen gewesen.

Die armen Amerikaner wurden gleich in doppelter Weise zum Opfer unsichtbarer, aber wirksamer Mechanismen:

Zum einen hat sich ja der menschliche Körper noch nicht ganz an die neuen, nichtsnutzigen Nahrungsmittel angepaßt. Er versteht unter dem Geschmacks-Signal »süß« immer noch, daß nun besonders energiereiche Kost anlandet – und schüttet schon mal Insulin aus, um den wichtigen Körper-Rohstoff abzubauen. Kommt nun nichts rechtes, reagiert er mit dem »cephalischen Insulin-Reflex« – Heißhunger. Der Mensch rennt erneut zum Kühlschrank. Die Chance, daß er unter all den bunten Packungen dort Nahrhaftes findet, sinkt indessen ebenfalls. Denn der mörderische Konkurrenzkampf unter den Nahrungsmittelgiganten führt dazu, daß diese ihre Erzeugnisse immer billiger anbieten und immer heftiger Reklame veranstalten müssen – ein Mechanismus, der zur Folge hat, daß für die Rohstoffe ganz einfach kein Geld mehr da ist. Selbst Zucker gilt da schon als besonders luxuriös. Die Neigung ist also groß, das Luxusgut durch Kunststoff zu ersetzen. Mit Sunett lassen sich so, gegenüber anderen »Süßungslösungen«, bis zu 40 Prozent sparen.

Und weil die Marktmechanismen zwar unsichtbar, aber äußerst effektvoll wirken, haben auch die Europäer immer weniger Chancen, den billigen Ersatzprodukten zu entgehen: Wenn sie schon nicht freiwillig zu den »Light«-Produkten greifen möchten, dann mischen die Hersteller das billige Zeug eben unters normale Essen – ohne das groß anzukündigen. Die Firma Hengstenberg beispielsweise hat in ihren süß-sauren Gewürzgurken, den ganz normalen, den Zucker einfach durch Saccharin ersetzt. Auch die Firma Homann hat bei ihren Rollmöpsen statt des teuren Naturstoffs das billige Imitat genommen. Und die Firma Hero Drinks Group, der viertgrößte Getränkehersteller Großbritanniens, hat sich bei seinem »Hero Concentrated Fruit Juice Drink« für Sunett entschieden, um, wie Marketingleiter Andrew Pickering im »Sunett«-Prospekt bekennt, »die Produktqualität kosteneffizient zu optimieren«. An Sunett, so der Prospekt von Hoechst, haben »Rechner ihre helle Freude«.

Sunett wird darum weltweit schon in über 3000 Produkten eingesetzt. Sogar die Firma Rhönsprudel in Weyhers bei Fulda mischt den Kunststoff ins Gesöff – und hat das Erzeugnis mit der chemischen Süße jüngst umbenannt, wie Frau Gabriele Nitz, Gesamtverkaufsleiterin von Rhönsprudel, im Hoechst-Prospekt erzählt: So wurde »Fiesta Light«, ein süßer Zitronensprudel, zu »Fiesta fit«. Denn: »Die Verbraucher«, so Frau Nitz, »haben mit dem Begriff ›light‹ immer häufiger Negatives assoziiert«. Und weil das »neue Süßungskonzept« so billig war, blieben sogar noch 300 000 Mark für Rundfunkspots übrig (»Fiesta-Frische macht Spaß«). Eine »beispielhafte Umstellung – von ›light‹ zu ›fit‹«, lobt Hoechst.

Die künstliche Süße ist flächendeckend auf dem Vormarsch: Ihr Einsatzfeld wurde »jüngst ausgeweitet auf viele Produkte außerhalb der traditionellen ›Diät‹-Sphäre‹«, meldete 1996 das Kunstnahrungs-Fachblatt *Food Ingredients*. Das Multi-Vitamin-Getränk »R'activ« von der Großmolkerei Alois Müller im bayrischen Aretsried beispielsweise ist kunstsüß, ebenso das »Eistee-Getränk« des Einzelhandelskonzerns Spar.

Auf dem Etikett steht nichts von »Light« oder dergleichen. Und auch beim Trinken müssen die Konsumenten das nicht merken: Diplomingenieur Harald Meyer, der verantwortliche Lebensmitteltechnologe des Süßstoffproduzenten Nutra-Sweet, berichtete im Fachblatt *Die Ernährungsindustrie* von einem »Dreiecks-Blindtest«, bei dem die Tester Cola kriegten. In einem Fall die handelsübliche Flasche mit 100 Prozent Zucker, in einem anderen Fall mit 40 Prozent NutraSweet. Ergebnis: Die Teilnehmer »schmeckten keinen Unterschied«. Bei fruchtigeren Produkten empfiehlt sich ein weiterer Griff in die Geschmacks-Trickkiste, meint Ingenieur Meyer: »Durch vernünftige Investition der eingesparten Kosten in Aromen und Konzentrate kann der Hersteller den Fruchtanteil und damit den Fruchtgeschmack beachtlich hervorheben.«

Der Konsument genießt lauter zuckersüße Lügen: Da ist keine Frucht, und da ist auch natürlich nichts Süßes. Der Geschmack wird zurechtgetrimmt, korrigiert, retuschiert. Wenn das bisweilen einen bitteren Nachgeschmack hinterläßt, dann liegt das in der Natur der Sache, beziehungsweise der künstlichen Süßstoffe. Doch auch diese Bitternis kann maskiert werden, mit wieder neuen Chemikalien. Man nehme, beispielsweise: »Sclareolide«. Ein prima Stoff, den hat sich der Geschmacks-Gigant IFF patentieren lassen (US-Patentschrift Nummer 4,988,532). Damit kann der Süßgeschmack, beispielsweise von NutraSweet, »moduliert« werden. Ein »unangenehmer Nachgeschmack« kann gelöscht werden, ein frischer, voller Geschmack wird vorgespiegelt. Der besondere Witz: Die patentierte Chemikalie hat selbst überhaupt keinen Geschmack. Sie kann allerlei Süßes verbessern, wie beispielsweise Schokolade, Mousse, Kuchen, Eiscreme, ja sogar Süßweine. Das Zeug kann aber laut Patentschrift, nebenbei, auch eventuelle Bitter-Töne in Hundefutter, Salzstangen, Brezeln, Suppen und Käse-Imitaten beseitigen. Auch der Geschmack von Zahnpasta und Mundspülungen kann »merklich verbessert« werden.

Schokolade, Hundefutter, Mundspülung? Wo ist da noch ein Zusammenhang? Gibt es irgendeine herkömmliche Zutat, die man gleichermaßen für süßen Wein, Tierfutter, Zahnpasta und Brezeln verwenden kann? Kaum. Die Dinge haben, bisher, ihren eigenen Kosmos, Vermischungen sind nur in Maßen möglich, die angestammten Grenzen bleiben erkennbar. Doch Chemiker kennen keine Geschmacksgrenzen. Sie lösen die Zusammenhänge. In der neuen Welt des Geschmacks haben die Dinge, die Eßwaren, ihren Platz verloren, sie wurden ver-rückt.

Und so findet jetzt das süße Leben in seltsamer Gesellschaft statt.

Die Mousse au Chocolat wird, wenigstens teilweise, mit den gleichen Zutaten zusammengerührt wie das Hundefutter. Der Dessertwein verdankt seinen Geschmack den gleichen Ingredienzen wie das Gurgelwasser. Das süße Leben ist den Ingenieuren und Patentanwälten in die Hände gefallen. Dort ist das süße Leben vielleicht noch süß, aber nicht mehr sehr lustig. Und die Süße ist auch noch bloße Illusion, sie entbehrt jeder Grundlage. Sie hat keinen Nährwert, keine Energie. Sie enthält nur noch Chemikalien statt Kalorien. Die neue Süße hat keinen Platz im Körper, der Körper kann auch gar nichts mit ihr anfangen, sie wird, wie die Chemiefirma Hoechst im Prospekt für die Kunst-Süße Sunett verkündet, »sehr schnell wieder unverändert ausgeschieden«. Sie ist also überflüssig oder: Luxus, totaler Luxus.

Bislang hatte das Süße noch einen Sinn. Die Wahrnehmung des Süßen gehört, wie Forscher herausfanden, zu den ursprünglichsten Geschmackserfahrungen des Menschen. Ein Baby kann, noch bevor es die Mutterbrust gefunden hat, Süßes wahrnehmen; es reagiert auf eine Zuckerlösung positiv – weil das Süße, wie die Physiologen vermuten, Energie signalisiert, Kraftnahrung für den Körper. Darüber hinaus löst es, auch bei erwachsenen Menschen, im Hirn eine milde Euphorie aus, weil es die Produktion des »Glückshormons« Serotonin stimuliert – ein Effekt, den der voluminöse Genußmensch Helmut Kohl zu schätzen weiß: Er nascht im Bundestag gern Schokolade, um troslose Debatten und die Anfeindungen seiner Gegner wohlgemut zu überstehen.

Süßes ist nicht nur Signal für den Körper, sondern auch Symbol für gesellschaftliche Zustände. Zu Beginn seiner Karriere war das Süße Privileg der höheren Herrschaften: »Zuckerschlecken war einst ein feudales Vergnügen«, sagt die Wissenschaftsautorin Annelies Furtmayr-Schuh. Venezianische Händler hatten im Mittelalter den »sukkar« aus Arabien importiert, den die europäischen Kaiser und Könige bei ihren Kreuzzügen schätzen gelernt hatten. Bei Kaiser Karl V. gab es schon Marzipan, den der Apotheker bei Hofe aus Zucker und geriebenen Mandeln zubereitete, und zum Nachtisch nahm

Karl Konfekt. Im Barock, im »Luxusmilieu des französischen Hofes« (Furtmayr-Schuh) gab es regelmäßig zum Abschluß des Mahles süße Leckereien, auch wurden verschiedene Zubereitungsformen kultiviert, Liqueur, Limonade, Eis und Pralinen bereicherten die Tafel – das Süße wurde zum Gipfel barocken Überschwangs. Der Bürger späterhin, bei Geschäften dem Gebot der Nüchternheit verpflichtet, gewöhnte sich im 18. Jahrhundert den morgendlichen Kaffeetrank an, anstelle des bei Bauern gebräuchlichen Bieres, und versüßte den neuen Trank mit Zucker. Die Arbeiter schließlich nutzten den Zucker pragmatisch, um die Mühsal des Proletarierlebens in Fabrik und Grube besser zu überstehen, als nunmehr billig erhältlichen Kalorienlieferanten und Gemüts-Aufheller: Sie genossen übersüßen Reisbrei und Pudding. In der Weimarer Republik war der Reklamespruch an Litfaßsäulen überall präsent: »An Zucker sparen grundverkehrt – Der Körper braucht ihn, Zucker nährt.«

Die aufstrebende Industrie hatte den vormals feudalen Zucker demokratisiert. Coca Cola, Kaugummi, Schokolade und späterhin allerlei Knabberartikel fanden im Volk, da erschwinglich, allgemein Zuspruch. Doch nunmehr bemächtigte sich eine Krankheit breiter Volksschichten, die ehedem ebenfalls nur vornehmen Kreisen vorbehalten war: Zahnfäule, Karies. Die Schattenseite des süßen Lebens.

Die künstlichen Süßstoffe versprachen da einen probaten Ausweg. Nur: So ganz gesund sind sie auch nicht. Zumindest nicht für jeden.

Aspartam beispielsweise, die NutraSweet-Substanz, die nach Angaben des Herstellers, einer Monsanto-Tochter, in mehr als 100 Ländern in über 5000 Produkten von Coca Cola Light bis zu »Original Apothekers Nuß-Nougat-Creme« für Pseudo-Süße sorgt. Sie kann bei manchen Kindern dazu führen, daß die geistige Entwicklung gestört wird: Eines von 20 000 Babies wird mit einer seltenen Stoffwechselkrankheit namens Phenylketonurie (PKU) geboren. Diese Kinder können eine Substanz, die auch in Aspartam enthalten ist, nicht angemessen abbauen: Phenylalanin. Wenn sie nun den Süßstoff zu sich nehmen, kann es zu giftigen Konzentrationen jenes Stoffes im Blut kommen. Doch auch andere Aspartam-Konsumenten klagten, in den USA zu Tausenden, über Nebenwirkungen: Kopfschmerzen, Depressionen, Schwindelgefühle, ja sogar Gedächtnisverlust, Panikattacken und epileptische Anfälle. Einige Wissenschaftler vermuten, daß der Kunst-Stoff zu veränderten Gehirnfunktionen führt. Umstritten ist, ob Aspartam auch für Hirntumore verantwortlich gemacht werden kann: Eine Studie an Ratten hatte diesen Schluß nahegelegt, eine andere allerdings konnte dies zunächst nicht bestätigen.

Die Autoren des amerikanischen Verbraucherschutz-Bestsellers »Safe Food« empfahlen daher schon 1993 vorsichtshalber: »Vermeiden Sie Aspartam, wenn Sie schwanger sind, an PKU leiden oder glauben, daß sie schon einmal Nebenwirkungen davon beobachten konnten. Wenn Sie täglich mehrere Portionen davon nehmen, sollten sie daran denken, es einzuschränken. Und geben Sie, um sicher zu sein, Kindern kein Aspartam.«

Neuere Untersuchungen erhärten den Krebs-Verdacht: Eine 1996 in den USA veröffentlichte neurologische Studie führt den rapiden Anstieg der Hirntumor-Rate in Amerika Mitte der 80er Jahre auf gesteigerten NutraSweet-Verzehr zurück. Und eine Anfang 1997 im Wissenschafts-Organ *The Lancet* veröffentlichte Studie des »Palm Beach Institute for Medical Research« ergab ebenfalls Hinweise auf eine Zunahme von Hirntumor und darüber hinaus Verwirrtheitszustände, Krämpfe und Depressionen. Die Autoren fordern daher ein Verbot von Aspartam in Lebensmitteln.

Eine Mischung aus Cyclamat und Saccharin ist womöglich auch nicht gesünder: Sie führte im Tierversuch zu Blasenkrebs – eine Erkenntnis, die ebenfalls einen Gutachterkrieg ausgelöst hat. Mit Dutzenden von Versuchen, die das Gegenteil bewiesen, hielt die Süßstoffindustrie dagegen – dennoch wurde der Stoff Cyclamat in den USA, in Frankreich, England und Japan verboten. Die Zeitschrift *Öko-Test* empfahl ihren Lesern in Deutschland, wo der Stoff nach wie vor erlaubt ist: »Vor allem Schwangere und Stillende sollten auf Cyclamat verzichten. Es kann in den Mutterkuchen und in die Milch gelangen.«

Saccharin schließlich ist ebenfalls umstritten. In den USA muß jedes Produkt, das die Kunst-Süße enthält, einen Warnhinweis tragen: »Die Verwendung dieses Produkts kann Ihrer Gesundheit schaden. Dieses Produkt enthält Saccharin, das in Tierversuchen Krebs ausgelöst hat.«

In Europa fehlt ein solcher Warnhinweis. Weil indessen immer mehr Verbraucher den umstrittenen Stoff zu sich nehmen, ohne es zu wissen, hatten die EU-Gesetzgeber versucht, wenigstens die Kennzeichnung auf den Etiketten zu verbessern: Wer denkt schon beim Biß in eine Gewürzgurke oder einen Rollmops daran, daß er eine womöglich krebserregende Chemikalie verzehrt? Zumal, wenn es sich um gewöhnliche Gurken handelt und nicht um Light- oder Diät- oder irgendwelche Fitness-Gurken.

Doch die Zusatzstoff-Industrie widersetzte sich diesen Bestrebungen, die Verwendung von Süßstoff vorne auf dem Etikett anzuzeigen: Das sei, so das Fachblatt *International Food Ingredients*, eine unnötige »Doppel-Kennzeichnung«. Schließlich sei das Saccharin hinten im Kleingedruckten schon aufgeführt. Die Industrie setzte sich durch. Das Kleingedruckte also wird Pflichtlektüre zur Krebsvorsorge.

Eine wundersame Welt, die Welt der Dosen, Tüten, Gläser. Die Welt des Verzehrs ist zu einer Welt der Verblendung geworden. Vorne drauf auf den Tüten, Gläsern, Dosen prangt eine Phantasiebezeichnung, die wahren Zutaten sind, ganz klein, hinten versteckt. Als ob es etwas zu verbergen gäbe.

Und es gibt etwas zu verbergen. Die unangenehme Wahrheit, daß mitten in einer Welt des Wohlstands offenbar bittere

Not herrscht, Mangel am Elementaren. Selbst Zucker wird da zu einem Luxusprodukt wie einst im finsteren Mittelalter. Selbst einer Gurke mag man ihn nicht gönnen.

Und der Mangel nimmt zu. Immer öfter müssen sie jetzt schon an den übrigen Rohstoffen sparen. Und mitten in der Welt des Wohlstandes nehmen sich die, die für die Nahrung sorgen, jetzt schon ein Vorbild an jenen Elendsgestalten in Kalkutta oder Lima, die in Abfallkübeln wühlen. Hierzulande ist, in der Wohlstandsgesellschaft, glücklicherweise viel mehr zu holen als auf den Müllkippen in Kalkutta oder Lima. Und die, die für unsere Nahrung sorgen, haben natürlich auch ganz andere Möglichkeiten zur Wiederaufbereitung. Auch, was den Geschmack angeht.

Denn schmecken soll es prima, das Essen aus Müll.

10. Müll mit Maske:
Aus Abfall werden Lebensmittel –
prima Imitate

Die Metamorphose der Meeresbewohner: Wie sich ein Leuchtkrebs in ein Frankfurter Würstchen verwandeln kann. Wie aus Klärschlamm Gulasch wird. Und warum trotzdem alles lecker schmecken kann.

Das Rezept ist vielleicht nicht jedermanns Sache. Denn als Ausgangsbasis dient: Klärschlamm. Man nehme die festen Bestandteile der Brühe, ruhig auch das reichlich vorhandene Toilettenpapier, verkoche es bei hohen Temperaturen zu Granulat, mahle es sodann und füge einige Sojaproteine hinzu. Fertig ist »Jinko Nikku«, ein neuartiger Fleischersatz. Geschmacklich läßt die Kreation von Mitsuyuki Ikeda, einem Wissenschaftler aus dem japanischen Okayama, noch etwas zu wünschen übrig: Erste Testesser erinnerte sie an alte Hähnchen mit einem leichten Hauch von Fisch. Das ließe sich aber regeln: Die moderne Lebensmittelproduktion hat ja manches Mittel entwickelt, um den Geschmack zu manipulieren und selbst penetranten Hautgout zu maskieren.

Trotz kleinerer Mängel markiert die Erfindung einen neuen Höhepunkt im Ingenieursschaffen. Doch großer Erfolg wird ihm wohl nicht beschieden sein. Denn Herr Ikeda hat einen schweren Fehler gemacht: Er ließ es zu, daß sein Erzeugnis öffentlich als »Klo-Burger« geschmäht wurde, und er legte eine unverzeihliche Offenheit an den Tag, plauderte ganz unbefangen über seine Innovation. »Das wird sicher kein Verkaufserfolg«, verkündete er bei der Präsentation, »wahrscheinlich werden die Leute so was nur in Zeiten großer Hungersnot essen.« Er habe überhaupt nur demonstrieren wollen, »daß das, was den Körper unten verläßt, in recycelter Form oben wieder eingeführt werden kann.«

Das klingt nicht sehr appetitlich. So produziert man keinen Bestseller. Herr Ikeda hat die einfachsten Regeln der Vermarktung mißachtet. Es fehlt die Eleganz und natürlich die Diskretion. Dem Verbraucher ist das Endprodukt in den schillerndsten Farben zu schildern, weniger der – bisweilen unvermeidlich – unappetitliche Produktionsprozeß. Auf jeden Fall ist zudem zu vermeiden, sich wie Herr Ikeda, der Mann aus dem Land des Lächelns, bei der Präsentation vor der Presse mit eher angewidertem Gesicht mit dem Produkt zu zeigen und so für Bilder zu posieren, die dann technikfeindliche Organe wie das *Greenpeace-Magazin* begierig publizieren.

Weil die Produzenten von Lebensmitteln in ähnlichen Fällen ungleich professioneller vorgehen, sind sie beim Recycling schon relativ fortgeschritten – ohne häßliche Negativ-Publicity. Die Resteverwertung ist ja schließlich ein Gebot der Vernunft, schon aus ökonomischer Sicht, weil diese Rohstoffe superbillig sind. Zudem ist sie auch noch ökologisch sinnvoll, als praktizierte Müllvermeidung. Mit der angemessenen Diskretion vermarktet, werden Leckereien aus Müll schon heute zu Bestsellern.

Man nehme beispielsweise Molke. Ein Abfallprodukt der Landwirtschaft, es entsteht bei der Käseherstellung. Das grünliche Abwasser wurde früher weggeschüttet oder an die Schweine verfüttert. Vielleicht aus einer instinktiven Abwehrreaktion: Denn neuere Studien deuten darauf hin, daß ein Eiweißbestandteil der Molke an der Entstehung von Diabetes beteiligt sein könnte. Andererseits hat die Molke Nährwert, und diesen nutzt die moderne Nahrungsproduktion: Molkeneiweiß findet sich als Zusatz-Stoff in Kindernahrung, Frischkäse, Fertigsuppen. Oder als Ersatzeiweiß in japanischen Gelee-Fischstäbchen. Das hat der Vorsitzende des

Bundes Deutscher Lebensmitteltechnologen höchstpersönlich erfunden: Ernst Reimerdes, im Hauptberuf Lebensmittel-Forscher bei Nestlé in der Schweiz. Er versteht sich auch als »Food-Designer«. Und ein »Grundprinzip des Food-Designs«, sagt Reimerdes, »besteht darin, die Entsorgung zu gewährleisten und daraus hochwertige Nahrungsbausteine zu gewinnen.«

Der Großmolkerei Müller im bayrischen Aretsried gebührt das Verdienst, den flüssigen Nahrungsbaustein Molke, jenes grünliche Abwasser, massenhaftem Genuß zugänglich gemacht zu haben. Das war nicht ganz einfach: »Fünf Jahre lang haben wir daran gearbeitet«, erzählte einer der Entwickler einem Reporter vom Magazin der *Süddeutschen Zeitung*. Schließlich hatten sie die Lösung: ein bißchen Molke, ein bißchen Wassser, Coffein, Traubenzucker als Energiespender und künstliche Süßstoffe als billigen Zucker-Ersatz.

Die Männer von Müller griffen zu Sunett, dem süßen Kunststoff von Hoechst.

Denn Sunett ist Spezialist für solche Molkengetränke. Die, sagt Dr. Guido Ritter von der Abteilung Lebensmitteltechnik in der Food-Filiale des Chemieriesen, haben »ein positives Image« beim Verbraucher. Die Herstellung ist ganz einfach, nach der »Richtrezeptur« aus dem Hause Hoechst: Zum Molkenpulver gebe man ein bißchen Sunett, dazu die Süßstoffe Aspartam und Neohesperidin-DC, außerdem 0,2 Gramm Ascorbinsäure, also das gesunde Vitamin C. Fertig ist der Fitnessdrink. Eine Prise Geschmack kann noch hinzugefügt werden, denn Sunett harmoniert »hervorragend mit Aromen, Geschmacksstoffen oder Fruchtzubereitungen«. Das Abwasser erscheint dann in völlig neuer Form, und in unerwarteten Geschmacksrichtungen, laut Hoechst-Prospekt: »Auch bei den Aromen gilt, erlaubt ist, was gefällt: Kirsche-, Pfirsich-, Aprikosen-, Mango- oder Bananengeschmack.«

Die Zauberkünste der Geschmacks-Nachahmer haben die Müllverwertung endlich von der anrüchigen Aura befreit, die sie bisher umgab. Denn derlei Nahrungs-Imitate riefen in früheren Generationen unangenehme Erinnerungen an Notzeiten wach, in denen echtes Essen knapp war und der Magen knurrte. Tatsächlich stammen viele der Erfindungen ja aus elendigen Zeiten. Jenes Roggenbrot ohne Roggen beispielsweise oder die blutgefärbte Ersatzwurst aus Soja, die sich der nachmalige Bundeskanzler Konrad Adenauer patentieren ließ. Er hatte die Pseudo-Produkte in der Zeit des Ersten Weltkriegs erfunden, um kriegsbedingte Hungersnöte zu lindern.

Diese unangenehme Herkunft hing den Ersatzprodukten noch lange nach. Auch neuere Imitate stießen deshalb nicht immer auf die angemessene Begeisterung. Ein Patentantrag zur »Verwertung von Nährwertabfallstoffen« wurde beispielsweise noch im Jahre 1988 abgelehnt. Dabei sollten niedere Ausgangsprodukte nutzbringend aufgewertet werden: Schlachtabfälle, Blut, Federn und Borsten sollten nach dem Willen des Erfinders als Grundstoff für die Gewinnung von Proteinen und Fetten dienen.

Die Animositäten staatlicher Stellen scheinen mittlerweile überwunden. Die Abfallverwertung erfreut sich neuerdings gar aktiver öffentlicher Unterstützung. Das US-Department of Agriculture hat beispielsweise einen neuen Fettersatzstoff entwickelt, »Z-Trim« genannt – aus Abfallprodukten der Landwirtschaft wie Hülsen von Hafer, Reis, Sojabohnen und Erbsen. Sie werden getrocknet, gemahlen und zu einem mikroskopisch feinen Pulver verarbeitet. Im Mund mit Spucke versetzt, quillt das Zeug nach Angaben der Erfinder auf und hinterläßt ein ähnliches Gefühl wie Fett. Nur macht es eben nicht dick, sondern wirkt als Ballaststoff. Sehr gesund.

Doch auch Europa schläft nicht. Auch hier wühlen die Forscher schon im Müll. Die Europäische Union hat das Projekt »Abfallfreie Lebensmittelwirtschaft« ins Leben gerufen. Im Rahmen dieses Unternehmens forscht etwa der Lebensmitteltechnologe Benno Kunz an der Universität Bonn nach

Möglichkeiten der Verwertung von Preßrückständen aus der Produktion von Karotten- und anderen Gemüsesäften. Über 100 000 Tonnen dieser Reste wandern allein in Deutschland alljährlich auf den Müll. »Zu schade zum Wegwerfen«, findet Abfallverwerter Kunz. Auch »Rübenschnitzel, Kartoffelnaßpülpe, Kleie oder Kakaoschalen« könnten, meint Kunz, eigentlich noch verspeist werden, wenn sie in ansprechender Form dargeboten würden. Der Bio-Müll könnte beispielsweise getrocknet, gemahlen, ein bißchen aufbereitet und handelsüblichen Fruchtsäften, Milchprodukten und Backwaren beigemengt werden. Auch Brot ließe sich länger frischhalten, Joghurt bekäme eine harmonische Note, wenn der Abfall ein bißchen mit Milchsäurebakterien angesetzt würde. Der besondere Clou: die preisgünstigen Zutaten verschaffen dem Körper allerlei Wohltaten, die er ohnehin dringend braucht, Ballaststoffe, Vitamine, Mineralien. »Gesundheit aus der Mülltonne« gewissermaßen, wie das Magazin *Geo* im November 1996 schrieb.

Nun könnte der Mensch natürlich auch Karotten essen, Kartoffeln oder Rote Bete. Das wäre womöglich genauso gesund und gar noch preisgünstiger, da die teure Arbeitskraft der Lebensmitteltechnologen eingespart werden könnte. Aber es geht ja nicht primär um den Menschen, sondern um die Müllmenge der Industrie und die Suche nach »emmissionsmindernden Verfahren zur Lebensmittelproduktion« (Kunz). Denn die Lebensmittelproduktion folgt mittlerweile ihren eigenen Gesetzen, sie hat sich verselbständigt und weitgehend losgelöst von den natürlichen Produkten. Die kommen, schon aus Preisgründen, nur noch in winzigen Dosen in die Dose, vorher zerteilt, aufgelöst, wieder zusammengebaut und mit allerlei Kunststoffen gestreckt. Und weil für all diese technischen, maschinellen, automatisierten Prozesse Millionen aufgewendet werden müssen, suchen die Ingenieure fieberhaft nach immer billigeren Grundstoffen. Der pure Zwang zur Einsparung, die schiere Notdurft im Konkurrenzkampf.

Und Not macht bekanntlich erfinderisch. Die wundersamen Patente auf ungezählte Ersatz-Lebensmittel lassen erahnen, wie groß das Elend schon ist. Ein amerikanischer Food-Ingenieur namens Eustathios Vassiliou hat beispielsweise eine »Simulierte Roh-Ei-Komposition« patentieren lassen, ein wahres Wundergebilde, das unter anderem aus Magermilchpulver, Gelatine, Eigelbfarbe und Wasser besteht – in der Pfanne aber, wie das natürliche Vorbild, eine Spiegelei-Form bildet.

Der Chemiekonzern Hoechst hat ein Rezept zur Patentierung eingereicht, mit dem sich Bakterien zu Kaffeesahne oder Schmelzkäse verarbeiten lassen. Dem US-Konzern General Foods ist es gelungen, einen Kunst-Speck aus Wasser, Fett und Proteinen herzustellen. Und die amerikanische Firma Athlon erhielt ein Patent für die trickreiche Verwandlung von Vogelfedern in einen Zusatz für Konfekt und Backwaren.

Schon die DDR hatte auf diesem Gebiet Weltniveau: Das Institut für Hochseefischerei und Fischverarbeitung in Rostock etwa erfand ein »Verfahren zur Herstellung körniger Proteinformgebilde« – Kunst-Kaviar aus Schlachtblutplasma. Der Leipziger Lebensmittelchemiker Klaus Valdeig avancierte mit ähnlichen Innovationen gar, wie das Monatsmagazin *Spiegel special* im April 1996 berichtete, zu einer »Stütze der einstigen DDR-Wirtschaft«. Sein schönstes Kunststück gelang ihm mit Konfekt: Er ersetzte die übliche Pralinenfüllung durch eine Masse aus zähflüssig gekochten Erbsen, Zucker und Aromaten. Noch Jahre nach dieser Pioniertat war der Mann stolz darauf, die unscheinbare Erbse endlich ganz oben in der Hierarchie der feinen Sachen angesiedelt zu haben: »Die Erbse ist eine ernsthafte Konkurrenz zum Marzipan« geworden, sagte Valdeig in vollem Bewußtsein des historischen Ranges seiner Erfindung.

Bei den sozialistischen Ersatzprodukten hatten die Erfinder auch in anderer Hinsicht Welt-Standard erreicht: in Sachen

Diskretion. Die Zusammensetzung galt als Geheimsache, auf dem Etikett erschienen nur analytische Daten, Fett, Kohlehydrate, Kalorien. Ob das »kakaoähnliche Produkt« aus roten Rüben hergestellt war (Patent-Nummer DD 226763 A1) oder aus gezuckerten Getreidekeimen (Patent Nummer DD 245355 A1), ob gar Viehfutter oder Fischmehl beigemengt war, das konnten die Bewohner des Arbeiter- und Bauern-Staates nur erahnen – am Geschmack. Ein bißchen vom Ur-Stoff muffelte indessen immer durch. Die täuschend echten Illusionen konnten die Ost-Ingenieure noch nicht so recht erzeugen. Es fehlte das Know-how.

Die Avantgarde der kapitalistischen Imitatoren kann hingegen aus nahezu beliebigen Rohstoffen nahezu jedes gewünschte Nahrungsmittel erzeugen – und dafür sorgen, daß es so schmeckt wie das Vorbild. So können endlich auch bislang ungenutzte Rohstoffe in großer Vielfalt zum Einsatz kommen oder unattraktive, von der Natur benachteiligte Lebewesen aufgewertet werden. Aus der Tiefe des Meeres etwa kommen enorm wandelbare Wesen. Der Mintai etwa, ein naher Verwandter des Dorschs, führte auf dem Speisezettel bislang ein Schattendasein. Der Krill kam gar nicht vor; die winzigen Leuchtkrebse, die nach Schätzungen von Meeresforschern gewichtsmäßig die Tiere mit dem weltweit größten Bestand sind, dienten bislang vor allem dem Bartwal als Sättigungsbeilage im Plankton. Unermüdlich arbeiten Forscher daran, die gigantischen Bestände dem Verzehr zugänglich zu machen. Denn durch industrielle Verarbeitung können die Geschmähten zu ganz neuen Ehren gelangen: Zerlegt, gepreßt und aromatisiert, heißen sie dann auch nicht mehr Mintai oder Krill, sondern: »Surimi«. »Ziel der Surimi-Herstellung sind standardisierte Blocke aus zerkleinertem Fischfleisch ohne fischtypischen Geschmack«, berichtete ganz nüchtern im Juni 1996 die *Neue Zürcher Zeitung*. Das Schweizer Blatt hat auch in Erfahrung gebracht, wie die Roh-Fische in die Standard-Form gebracht werden: »Zunächst entfernt man maschinell Kopf, Eingeweide und den Hauptteil der Mittelgräte. Im nächsten Arbeitsschritt wird der Fisch mehrmals gewaschen. Wasserlösliche Proteine, verschiedene Enzyme sowie Salze und weitere Verbindungen wie Formaldehyd, Blutfarbstoff, aber auch Fischfett werden dabei entfernt. Nach der Entwässerung durch eine Schraubenpresse setzt man Zucker, Sorbit und Polyphosphat in geringen Mengen zu, damit die Masse besser gefriert.«

Ein bißchen Gewalt muß schon sein. Aber nach der Tortur mit Enthauptungsmaschine und Schraubenpresse können die zum Standard-Block mutierten Meeresbewohner, gleichsam als Dank und Ausgleich, zu einer Karriere antreten, die sie sich ursprünglich nie hätten träumen lassen: In Salaten und Dosen vertreten sie fortan vornehmste Meeresbewohner wie Hummer oder Garnelen. In Amerika liegt der Surimi-Umsatz schon bei über 500 Millionen Dollar, und auch in Deutschland treten die Surrogate, häufig verdeckt, in Erscheinung. Bei einer Stichprobe fand die Hamburger Bundesforschungsanstalt für Fischerei 1994 in sieben von zehn Garnelenfleisch-Proben Surimi.

Dank Aroma-Einsatz werden völlig verschüttete Talente der Meerestiere gefördert. Denn mit Surimi lassen sich damit aber nicht nur edle Meeresfrüchte imitieren. Mit ein paar Kunstgriffen und veränderten Aromen kann das Zeug auch als Rohstoff für Schweinswürste oder Frankfurter herhalten sowie in Backwaren, Milchprodukten und Pasta zum Einsatz kommen. »Die Möglichkeiten sind endlos«, schwärmt das Kunstnahrungs-Fachblatt *International Food Ingredients*. Vor allem in Restaurants könne das Kunstprodukt nutzbringend eingesetzt werden, so das Blatt in schöner Offenheit, weil dort »seine Imitat-Eigenschaft auf der Speisekarte versteckt werden kann.« Die jeweils neuesten Surimi-Einsatzfelder werden alljährlich auf der »Surimi-Technologie-Schule« an der amerikanischen Oregon State University diskutiert. Studenten und erfahrene Technologen treffen sich dort, gesponsert von

Firmen wie dem High-Tech-Pionier Monsanto, oder, das Jahr über, im Internet. Adresse:

»http://www.orst.edu/dept/seafood/surimi.html.«

Die Verwandlung von Meeresbewohnern zu Schweinswürstchen ist offenbar auch umkehrbar: Wie das *Journal of Food Science* 1996 berichtete, können mit einem neuen Verfahren aus Schweinefleisch Muscheln hergestellt werden. Nur vom Nährwert gehe, aufgrund des ebenfalls notwendigen extensiven Waschens, einiges verloren.

Die Amerikaner haben schon einen Fachausdruck für derlei Imitate: »Fake Food«, Falschnahrung.

Die Verwendung von gefälschten Nahrungsmitteln ist indessen nicht immer Ausdruck nackter Not oder der verzweifelten Suche nach Einsparpotentialen im Produktionsprozeß. Bisweilen müssen sich die Techniker ihre Rohstoffe schlicht deshalb selber basteln, weil die fragilen Naturerzeugnisse den harten Alltag in der Fabrik nicht aushalten. Der liebe Gott hat die Früchte ja noch in vorindustrieller Zeit an Bäume und Sträucher gehängt. Diese paradiesischen Zeiten, da die Früchte frisch gepflückt in den Mund wandern, sind indessen vorbei. Heute müssen sie erst einmal über lange Fließbänder rollen, in Öfen hohe Hitze oder im Gefrierschrank garstige Kälte ertragen. Und dann werden sie noch in Maschinen malträtiert. Manch zartes Früchtchen erweicht darob. Vor allem »weichere Früchte wie Erdbeeren oder Himbeeren«, sagt der Forschungsleiter des Unilever-Konzerns, können bei maschineller Verarbeitung »leicht zermatschen«.

Sein Konzern hat deshalb ein Verfahren erfunden, mit dem laut Patentschrift Nummer DE 2167271 C2 »die Absicht verfolgt wird, natürliche Früchte vorzutäuschen«. Dazu wird »Fruchtmaterial«, etwa »Himbeerabfalle« oder ausgepreßte Reste von Beeren, mit einem Gelee aus Algenextrakt, Geschmacks- und Farbstoffen zu einem bißfesten Etwas rekonstruiert. Diesen »simulierten Früchten« (Patentschrift) kann weder die Backhitze noch das »Eindosen« etwas anhaben.

Eigentlich eine pfiffige Idee, um stabilere Himbeeren zu gewinnen, die auch das industrielle Milieu schon kennen und sich davon nicht gleich erdrücken lassen. Allerdings: Der Unilever-Konzern versichert, das Patent niemals ausgenutzt zu haben. Das ist eigentlich schade, wenn die Geistesleistungen der werkseigenen Ingenieure so ins Leere laufen müssen. Zumal solche »Fruchtzubereitungen«, wie die Komposition hernach auf dem Joghurtbecher genannt wird, ja häufig gebraucht werden.

Die Firma Rudolf Wild aus Heidelberg macht damit zum Beispiel blendende Geschäfte. Sie setzt insgesamt 820 Millionen Mark im Jahr um, hat 15 inländische Betriebe und 20 im Ausland: unter anderem in Japan und Spanien, in Ungarn und Polen, in England, Holland, in den USA. Dazu Repräsentanten in 33 weiteren Ländern von Argentinien bis Vietnam. In aller Welt werden die Früchte von Wild also in Quark und Joghurts gefüllt. Doch die Kunden kriegen durchaus nicht immer das, was sie glauben: Der *Spiegel* enthüllte im Herbst 1996 skandalöse Verfehlungen, vor allem hinsichtlich der Fruchteinwaage: Zum Beispiel, so belegten »interne Firmendokumente« *(Spiegel)* bestellte die Firma Südmilch, die die Wild-Erzeugnisse unter anderem in ihre »Landliebe«-Produkte rührt, im Jahre 1993 eine Fruchtzubereitung, die 70 Prozent Aprikosen enthalten sollte. Doch das, was »da am 14. September bei Wild zusammengemischt wurde«, enthielt, wie der *Spiegel* herausfand, »keine einzige Aprikose«, nur den billigeren Pfirsich, und dazu Aprikosenaroma. Auch eine Mixtur für die Kinderlieblingsnahrung »Fruchtzwerge« von Danone, Geschmacksrichtung Erdbeere und Banane, enthielt keineswegs die vertraglich vereinbarten 40 Prozent Fruchtanteil, sondern nur die Hälfte. Da ward sogar der *Spiegel* von Mitleid ergriffen: »Arme Fruchtzwerge«.

Arme Kinder. Denn selbst wenn die »Fruchtzubereitung« den vertraglich vereinbarten Erdbeer- und Bananenanteil von 40 Prozent enthält, sind 60 Prozent eben keine Frucht, sondern irgend etwas anderes. Vielleicht eine leckere Algen-Creme, vielleicht ein bißchen Gelatine. So richtig böse waren die betrogenen Lebensmittelhersteller nach der Enthüllung denn auch nicht. Die Lieferverträge wurden nicht aufgekündigt, auch von einer Anzeige wegen Betruges wußte das Blatt nicht zu berichten. Die Marketing-Chefin von Danone meinte bloß, wenn Wild von den vereinbarten Frucht-Anteilen abgewichen ist, »hätte man uns das zumindest mitteilen müssen«. Und auch Wild rechtfertigte sich, es sei durchaus üblich, bei einer »Fruchtzubereitung« für Kirschjoghurt eventuellen Kirschenmangel durch Traubensaft oder Rote-Bete-Saft auszugleichen – auf Kundenwunsch. Will sagen: Wenn der Joghurtesser und Quarkfreund schon an der Nase herumgeführt wird, dann wollen die Joghurthersteller und Quarkproduzenten dies gefälligst selbst tun.

Die Imitate haben unsere Kühlschränke und Gefriertruhen erobert. Bunte Bildchen auf dem Etikett und phantasievolle Bezeichnungen führen ein bißchen in die Irre. Nur Kundige können die Chiffren deuten, jene subtilen Signale, die ein Etikettendichter aussendet: »Fruchtzwerge«, das könnte vielleicht bedeuten, daß Früchte bloß in Zwergenportiönchen eingerührt wurden. Ansonsten gilt, was das amerikanische Nachrichtenmagazin *Newsweek* schon 1985 über derlei Imitate schrieb, für die im Amerikanischen auch ein deutsches Lehnwort gebräuchlich ist: »Ersatz-Food: Looks Like, Tastes Like…« Sieht aus wie, schmeckt wie: Die Eßkultur ist in die Sphäre des Uneigentlichen entschwunden. Was wir verzehren, wenn wir die Packungen mit den bunten Labels kaufen, ist nur noch ein bloßes »als ob«.

In einigen seltenen Fällen fliegt der Schwindel auf. Es rollt dann manchmal eine kleine Welle der Empörung durch das Land. Und in noch selteneren Fällen wird ein Als-ob-Erzeugnis dann aus den Regalen genommen. Der Fleischersatz »Quorn« beispielsweise hatte in Deutschland nur ein ganz kurzes, unerfreuliches Dasein. Er wurde in einigen bayrischen Testmärkten eingeführt und dann wieder abgezogen. Denn die voralpinen Medien hatten Unschönes über das Produkt berichtet: Das Erzeugnis, von einem englischen Chemie-Multi entwickelt, wird aus Schimmelpilz-Kulturen gewonnen. Das wollten die Bayern nun doch nicht.

Die Briten hingegen, einem verbreiteten Vorurteil zufolge bei Tisch ohnehin nicht sehr verwöhnt, störten sich nicht so sehr an dem Schimmelpilz-Image. Britische Schulkinder, so brachte das Öko-Blatt *Natur* in Erfahrung, halten Quorn »für Putengeschnetzeltes«. Das ist nun nicht gerade ein Kompliment für die gute Pute. Aber es könnte vielleicht daran liegen, daß die Puten heutzutage in der Regel auch eher ein Imitat ihrer selbst sind, mit einem riesigen, rucksackähnlichen Bruststück (»Schnitzel«) im Massenstall schon fast bewegungsunfähig dahinvegetieren, nur unter medikamentösem Dauer-Doping existieren können und in Wahrheit eher einem wandelnden Arzneimitteldepot ähneln: »Wer ein Putenschnitzel ißt, spart sich den Weg zur Apotheke«, witzeln norddeutsche Veterinäre, die häufig mit solchen Kreaturen zu tun haben.

Nun wäre es wohl verfehlt, aus Sorge um die Gesundheit gerade diesem Rat zu folgen. Es ist indessen ratsam, bei häufigem Verzehr von Imitaten öfter Heilkundige zu konsultieren. Denn die neuesten Erzeugnisse der Lebensmittelindustrie sind nicht in jedem Fall der Gesundheit zuträglich.

Der Fett-Ersatzstoff »Olestra« beispielsweise. Er wurde eigens auf den Markt gebracht, weil er dem Körper null Nutzen bringt: Er soll knabbersüchtigen Amerikanern – und später auch Europäern – ermöglichen, ohne Unterlaß Chips zu verzehren und dabei nicht noch fetter zu werden. Denn der Fett-Ersatz Olestra, in dem die Knabbersachen fritiert werden, besteht aus Molekülen, die derart sperrig sind, daß sie auf dem Weg durch den Körper nirgends andocken können: Sie flutschen grade so durch. 200 Millionen Dollar hat der Gemischtwarenkonzern Procter & Gamble, bei Eltern eher als

Erzeuger von »Pampers«-Windeln bekannt, für das Pseudo-Fett ausgegeben. Doch weil der synthetische Stoff unge-bremst durchs Gedärm saust, droht Durchfall. Zudem kön-nen lebenswichtige Vitamine gleich mit ausgeschwemmt wer-den: Produkte, die Olestra enthalten, müssen deshalb in den USA einen Warnhinweis tragen: »Dieses Produkt enthält Olestra. Olestra kann Unterleibskrämpfe und Durchfall ver-ursachen. Olestra behindert die Aufnahme von Vitaminen und anderen Nährstoffen. Die Vitamine A,D,E und K wurden hinzugefügt.«

Es scheint, als ob manche teure Innovation nur jenen zu empfehlen sei, die hart im Nehmen sind. Empfindliche Natu-ren können Schaden nehmen. Und nicht immer deutet ein Warnhinweis auf drohende Gefahren hin. Im Gegenteil: Be-sonders tückisch sind versteckte Ingredienzen. Die können bei sensiblen Menschen nicht nur zu Durchfall führen, son-dern zu Schockreaktionen, ja sogar zum Tod.

11. Der Schock-O-Riegel:
Versteckte Risiken für die Gesundheit

*Weshalb für manche Menschen eine »Lila Pause« lebensgefährlich
sein kann. Woran Sarah Redding, 17, so plötzlich gestorben ist. Der
Doktor als Detektiv: Über die schwierige Suche nach den Krankheits-
auslösern im Essen.*

Beim Essen mußte die Dreijährige immer vorsichtig sein: Sie
litt an einer Fischallergie. Die Eltern hatten deshalb eigentlich keine Bedenken, als die Kleine an einem Zitronenplätzchen für Diabetiker knabberte. Doch binnen Sekunden
schwollen ihre Schleimhäute an, wenige Minuten später
hatte sie Nesselsucht am ganzen Leib.

Die erschrockenen Eltern brachten das Mädchen
schnellstmöglich zum Arzt. Der untersuchte das Kind und
stellte verschiedene Allergietests an. Es gab keinen Zweifel: Der Ausschlag und die Schwellungen waren eine Reaktion auf Fisch. Sie hatte aber weder Butt noch Dorsch verspeist, sondern nur jene Zitronenplätzchen. Ein seltsames
Phänomen. Der Doktor ließ sich deshalb vom Hersteller
eine Zutatenliste schicken. Dann war der Fall klar: Zwar
war kein Fisch im Gebäck, aber: »Vollei«. Die Hühner in
der Legebatterie waren wohl mit Fischmehl gefüttert worden.

Das industrielle Ei-Erzeugnis fällt immer häufiger als Auslöser von Fisch-Allergien auf. Zum Erstaunen der Doktoren:
»Das Fisch-Allergen wird also bei der Passage durch die
Henne nicht zerstört, gelangt dann ins Ei, in den Plätzchen-
teig und verschwindet auch nicht während des Erhitzens
beim Backvorgang«, wunderte sich der saarländische Aller-

gologe Friedrichkarl Steurich, der häufig mit solchen Fällen zu tun hat.*

In der Welt der industriellen Lebensmittel ist es nicht immer leicht, den Ursachen für Krankheiten auf die Spur zu kommen. Namentlich bei den Allergien und anderen Lebensmittelunverträglichkeiten, im Dschungel der Lebensmittel-Zusätze, kann der Doktor häufig nur mit detektivischem Spürsinn die Auslöser identifizieren.

Für immer mehr Menschen wird der Besuch im Supermarkt zu einem Gesundheitsrisiko. Bis zu fünf Prozent der Bevölkerung gelten als Nahrungsmittel-Allergiker; der Bundesverband der Betriebskrankenkassen zählt gar 15 Prozent zur gefährdeten Gruppe. Bei Kindern können, wie eine Studie am Haunerschen Kinderspital in München ergab, bis zu 42 Prozent als latente Allergiker gelten. Und viele Lebensmittel-Unverträglichkeiten werden erst gar nicht erkannt: Der Düsseldorfer Allergie-Spezialist Arnold Hilgers vermutet, daß rund 30 Prozent der Deutschen an neuen Formen von Allergien oder »Intoleranzen« leiden. Das wird oft nicht erkannt, weil bis zu 90 Prozent dieser Reaktionen nach Expertenschätzungen als verzögerte Überempfindlichkeit oder ›maskierte‹ Allergie auftreten. Oft denkt da der Doktor bei der Diagnose nicht ans Essen als Ursache – und tippt auf was ganz anderes: »Wenn man nicht danach sucht, dann findet man auch nichts«, sagt der Allergologe Steurich.

Bislang galten die Zusatzstoffe eher als harmlos. Noch 1994 sagte beispielsweise die Allergologin Claudia Thiel in einem Interview mit einer medizinischen Fachzeitschrift: »Nach wie vor sind es ganz überwiegend natürliche Bestandteile, die für Nahrungsmittelallergien verantwortlich sind – deutlich selte-

---

* Friedrichkarl Steurich: Kann eine Eierallegie eine verdeckte Fischallergie sein? In: Nahrungsmittel und Allergie. Herausgegeben von Brunello Wüthrich. München-Deisenhofen: Dustri-Verlag Karl Feistle, 1996

ner sind chemische Zusatzstoffe als Auslöser auszumachen. Die meisten Zusatzstoffe sind in dieser Hinsicht völlig unverdächtig.«

Neuere Erkenntnisse legen allerdings nahe, dieses Urteil zu relativieren: Denn nach Untersuchungen von Freiburger und Hannoveraner Allergologen, die 1996 in der Fachzeitschrift *Allergologie* veröffentlicht wurden, sind bis zu 31 Prozent aller Fälle von Nesselsucht (»Urtikaria«) auf Zusatzstoffe im Essen zurückzuführen. Auch die kindliche Neurodermitis, so ergab eine schon 1989 in der Zeitschrift *Allergy* veröffentlichte Untersuchung, kann durch Nahrungsmittelzusätze verursacht werden: Bei der Hälfte der durchschnittlich dreieinhalbjährigen Kinder, die auf Zusätze getestet wurden, lösten diese die Hautkrankheit aus.

Die Grenzen zwischen natürlich und chemisch sind im Zeitalter der künstlichen Natürlichkeit nicht mehr so exakt zu ziehen. Wenn die »natürlichen Aromen« aus Sägespänen gewonnen werden und technologisch zurechtgetrimmte Soja-Ingredienzien, Erdnuß-Partikel und Molke-Fraktionen das Essen aufwerten, dann erscheint bald alles als echt künstlich. Zumal wenn die Zusatzstoffe aus ehedem natürlichen Rohstoffen gewonnen, dann aber umgewandelt und in völlig überrraschender Form wieder eingebaut werden, schleppen sie eine Allergiegefahr ein, mit der niemand rechnet.

Ein zusätzliches Risiko bildet die Häufung der Ingredienzen, die Mischung verschiedener Zutaten. Die schaden einzeln vielleicht den Versuchs-Ratten nicht. Als Kombination können sie aber durchaus giftig wirken, wie Wissenschaftler der Universität Oldenburg um die Biochemikerin Irene Witte herausfanden. Sie untersuchten die Wirkung einer Mischung verschiedener Chemikalien. Alle galten einzeln als unbedenklich. Zusammen aber bildeten sie ein gefährliches Gemisch: Angeblich harmlose Lebensmittelzusatzstoffe führten bei den Versuchen in Verbindung mit Antibiotika, Pestiziden oder Schwermetallen, die ja häufig als Rückstände im Essen anzutreffen sind, zu Erbgutschäden, die Krebs auslösen können. Dabei nahmen die Wissenschaftler jeweils Konzentrationen, die nach allgemeiner Ansicht keine gefährlichen Wirkungen haben dürften (Wissenschaftler-Kürzel: »NOEC«, »No Observed Effect Concentration«). Die bedenkliche Erkenntnis: »Je mehr Substanzen ein Gemisch enthält, desto geringere Konzentrationen der Einzelsubstanzen werden benötigt, um eine toxische Gesamtwirkung hervorzurufen«. Die *tageszeitung* brachte diese Erkenntnis im Dezember 1996 auf die knappe Formel: »Gemeinsam sind sie unausstehlich«. Professor Georg-Friedrich Kahl vom Göttinger Giftinformationszentrum spricht aufgrund ähnlicher Erkenntnisse von »kumulativer Toxizität verschiedener Stoffe in geringer Dosierung«.

Der Doktor hat es da nicht leicht, wenn er als Ursache einer Krankheit einen Stoff aufspüren muß, der als Zutat jenen künstlich-natürlichen Mixturen beigegeben ist, die als Lebensmittel verkauft und auch verzehrt werden. Immerhin sind heute etwa 20 000 verschiedene Zusatzstoffe gebräuchlich. Mediziner mit einem gewissen kriminalistischen Naturell haben da noch die besten Chancen auf Erfolg. Der Schweizer Professor Brunello Wüthrich scheint mit solchem Spürsinn ausgestattet: Die »detektivische Spurensuche des Allergologen«, so sagt er, könne »überaus spannend« sein und bisweilen zu »überraschenden Ergebnissen« führen.

Eine 22jährige Käseverkäuferin beispielsweise reagierte auf den Genuß des brasilianischen Kokos-Likörs *Batida de Côco* mit Schüttelfrost, Schwindelanfällen, ja sie wurde sogar bewußtlos. Es war keineswegs der Alkohol, sondern ein – eigentlich gesunder – Bestandteil, der allerdings auf dem Etikett nicht auftauchte: Milcheiweiß. Und die junge Frau litt unglücklicherweise an einer Milchallergie.

Ein zweijähriger Bäckersohn bekam auf einer Autofahrt ein Bonbon in rosaroter Hülle. Der Knabe begann zu lutschen – und binnen weniger Minuten schwollen ihm Gesicht und

Lippen an, der Hals begann sich zu röten, Schluckbeschwerden und Atemnot stellten sich ein. Die überraschten Eltern
brachten ihn erst zum Hausarzt und dann nach Zürich ins
Hospital. Dort wurden umfangreiche Recherchen zum Inhalt
des Lutschbonbons angestellt. Es bestand aus Zitronensäure,
Glyzerinstearat-Monoester, Erdbeerrot, Himbeeraroma, Lecithin und einem Stoff namens Hyfoama. Erste Allergietests
deuteten darauf hin, daß dieses Hyfoama der Auslöser der Beschwerden sein könnte. Zur Sicherheit schickten die Schweizer eine Probe zu einem Spezialisten nach Stockholm. Der
gab alsbald positiven Bescheid: Hyfoama war schuld.

Die Zutat ist als Allergieauslöser bislang nicht hervorgetre-
ten. Die Zürcher Mediziner wandten sich deshalb auch noch
an die Herstellerfirma PPF International mit Sitz in den Nie-
derlanden. Sie erfuhren, daß es sich bei Hyfoama um ein ge-
schmacksneutrales Pflanzenprotein-Pulver handele. Auch
einem durchschnittlich gebildeten Bonbonesser ist der Stoff
nicht geläufig, der nach Herstellerangaben aus »Weizen-Glu-
ten-Protein« nach Einwirkung von Kalzium-Hydroxid entsteht und somit eine »Mischung von Gluten-Polypeptiden«
sei. Aha, denkt der Unkundige ratlos. Auf dem Etikett wird
der Bonbonlutscher mit solchen komplizierten Sachen nicht
behelligt. Es erscheint dort schlicht als Weizenprotein, Emulgator, Stabilisator, Verdickungsmittel oder auch gar nicht: Es
muß nicht in jedem Falle deklariert werden. Der Knabe, der
bislang alle Mehlprodukte, auch Haferflocken und Corn-Fla-
kes problemlos vertragen hatte, war offenbar gegen diese
Form von verwandeltem Weizen allergisch. Künftig sollte er
solche Bonbons meiden, aber auch Nougat, Caramel, Gum-
mibären, Schokoriegel, Erdbeeren mit Zuckerguß. Überall
dort könnte ihm dieses Hyfoama ebenfalls begegnen.

Die überraschenden Nebenwirkungen moderner Nahrungsmittel treffen indessen nicht nur unschuldige Kinder.
Eine besonders gefährdete Gruppe sind offenbar die Beschäftigten in der Lebensmittelindustrie, vor allem die Technolo-

gen, die unmittelbar an der Konstruktion von eßbaren Erzeugnissen beteiligt sind, aber auch Köche, die solche Produkte verarbeiten.

Ein 38jähriger Patient der Zürcher Allergologen um Professor Wüthrich beispielsweise arbeitete als Lebensmitteltechnologe in der Entwicklung und Herstellung von Bindemitteln auf der Basis von Guarkernmehl und Johannisbrotkernmehl. Beim Aufenthalt in der Fabrik bekam er häufig allergischen Schnupfen und Atembeschwerden, nach einigen Jahren erkrankte er an chronischer Nesselsucht. Die Mediziner fanden heraus, daß der Mann vornehmlich auf das Johannisbrotkernmehl allergisch reagiert. Im Verlauf der Behandlung bildeten sich die Nessel-Quaddeln zurück, vor allem als der Patient schließlich auch noch auf sein morgendliches Joghurt-Müsli verzichtete.

Auf den Job bei der Lebensmittelproduktion mochte er indessen nicht verzichten, bei späteren Arztbesuchen erzählte er, daß nach längerem Aufenthalt in der Fabrik prompt die Atemprobleme wiederkämen und auch die Nesselsucht wieder aufblühe.

Weltweit müssen mittlerweile Mediziner nach diesen Stoffen fahnden, die in Lebensmitteln verarbeitet werden – und die bislang als Bestandteil des Menüs nicht sehr bekannt waren. Mit Gummi Arabicum beispielsweise, einem Naturstoff, der aus dem Senegal und dem Sudan kommt, waren Mitteleuropäer bislang wenig vertraut. Allenfalls als Klebstoff etwa im sogenannten »Gummierstift« ist er manchen Büromenschen bekannt. Heute nehmen sie ihn regelmäßig zu sich, verdeckt, versteht sich, etwa als Trägersubstanz von Aromastoffen. Er ist inzwischen ebenfalls als möglicher Allergie-Auslöser identifiziert.

Solche bislang unbekannten Bestandteile der verzehrbaren Fabrikprodukte erschweren den Ärzten die Diagnose. Die Rezepturen werden in den Firmen ja als Betriebsgeheimnis behandelt. Alle Beteiligten behandeln die Zusammensetzung der Tütensuppen, Schokoriegel und Tiefkühlpakete mit äußerster Diskretion.

Sarah Redding starb, siebzehnjährig, im Oktober 1993 im Städtchen Ash bei London. Sie hatte in einem Schnellrestaurant einen Zitronen-Pie gegessen. Als Todesursache diagnostizierten die Ärzte winzige Spuren von Erdnüssen in dem Fertigdessert. Sie waren, wie in Restaurants üblich, nicht deklariert und daher für das Mädchen nicht zu erkennen. Ihr Vater, David Redding, gründete daraufhin eine Selbsthilfegruppe, um auf die Gefahren aufmerksam zu machen, die in unscheinbaren Speisen lauern können: Die »Anaphylaxis Campaign«. Denn Sarah war an einem anaphylaktischen Schock gestorben, einer plötzlichen und häufig tödlichen Reaktion auf Allergie-Auslöser in Lebensmitteln. Winzige Spuren, wenige Moleküle schon, können solch einen Schock auslösen.

1992 forschte Dr. Hugh A. Sampson mit einigen Ärztekollegen von der Johns Hopkins Universität im US-amerikanischen Baltimore nach den Ursachen für mysteriöse Todesfälle bei sechs Schulkindern. Die Suche brachte ein überraschendes Ergebnis. Todesursache waren: ein Hamburger, ein Sandwich, Süßigkeiten. Sie enthielten, wie die *New York Times* berichtete, »versteckte Zutaten«, Spuren von Erdnüssen, Nüssen, Eiern. Die Kinder, allesamt Allergiker, hatten die gefährlichen Stoffe zuvor erfolgreich umgangen. Doch gegen die industriell hergestellten Leckereien waren sie machtlos: Die für sie lebensgefährlichen Ingredienzen waren in den Lebensmitteln verborgen, ebenfalls ohne Warnhinweis, ohne Deklaration.

Hunderte von Kindern und Jugendlichen, schätzt Dr. Sampson, der seine Erkenntnisse im *New England Journal of Medicine* veröffentlichte, sterben alljährlich an einem solchen »anaphylaktischen Schock« durch versteckte Allergene in Lebensmitteln. 1994 warnte auch das deutsche *Bundesgesundheitsblatt* vor »unter Umständen lebensbedrohlichen Schockreaktionen« durch die unsichtbaren Allergene. »Am brisantesten«, meint Privatdozent Stefan Vieths, Mitautor der Studie und Lebensmittelchemiker am Paul-Ehrlich-Institut im hessischen Langen, seien Erdnüsse, häufig in Schokoriegeln versteckt. Selbst Baby-Milchpulver könne, so warnte die Ärzte-Zeitschrift *The Lancet* aufgrund von Erdnuß-Spuren zum anaphylaktischen, tödlichen Schock führen.

Einige Hersteller sind jetzt allerdings dazu übergegangen, auf der Packung freiwillig auf die potentiellen Schock-Auslöser hinzuweisen. Die »Lila Pause« von Suchard, Geschmacksrichtung Nougat-Crisp, enthält beispielsweise einen solchen Hinweis: »Kann Spuren von Erdnüssen, Mandeln und Weizeneiweiß enthalten.«

Auch das mittlerweile in 30 000 Lebensmitteln enthaltene Soja kann zu unerwünschten Nebenwirkungen führen. Eine Patientin starb nach Verzehr von Pizza mit sojahaltiger Wurst. Durch den »zunehmenden Einsatz von Soja in der Lebensmittelindustrie«, so vermerkte der Ernährungsbericht der Bundesregierung schon 1992, sei eine »Zunahme der Sensibilisierung gegen Soja« zu beobachten. Durchschnittlich fünf Kilo verspeist der Bundesbürger davon jedes Jahr, beispielsweise in Gestalt von »Lecithin« in Nutella. Soja ist häufig auch Ausgangspunkt für manche vegetarische Fleischaromen: Dafür wird die Bohne mit Salzsäure übergossen und mit Natronlauge neutralisiert. Doch selbst dann kann sie noch allergene »Restaktivität« entfalten, schreibt das *Bundesgesundheitsblatt.* Solche »Proteinhydrolysate«, so der ehemalige Aroma-Forschungsleiter von Unilever in Hamburg, »sind schon von der Menge her sehr bedeutsame Bestandteile von Lebensmittelaromen. Man schätzt ihre jährliche Weltproduktion auf 1,7 Millionen Tonnen.*

Für einen anaphylaktischen Schock genügen geringe Mengen; selbst die tödliche Dosis ist winzig. Bei Ei etwa, so berich-

---

* Karl Heinz Ney: Lebensmittelaromen. Hamburg: Behr, 1987

tete das US-Fachblatt *Food Technology* im März 1996, wurden allergische Reaktionen schon bei einem Anteil von 0,003 Prozent in einem Lebensmittel beobachtet; ein Milchallergiker erlitt einen tödlichen Schock nach Verzehr eines Würstchens, in dem ein Anteil von 0,06 Prozent Milcheiweiß enthalten war – insgesamt nur 60 Milligramm.

Ein Biß ins Würstchen muß natürlich nicht gleich zum Tode führen. Die meisten Menschen überstehen so etwas ohne Schaden, ja oft sogar mit Genuß. Manche allerdings reagieren in überraschender Weise: aggressiv. Ein Knabe aus der Münchner Gegend beispielsweise flippte völlig aus, nachdem er zu Mittag ein paar Wiener bekommen hatte. Er raste durch die Wohnung, knallte mit den Türen, wurde, wie seine Mutter berichtete, »fuchsteufelswild«.

Der Bub litt an einem neuerdings häufig anzutreffenden Krankheitsbild: Hyperaktivität. Diese Kinder können kaum stillsitzen, sie zappeln herum, weswegen die Krankheit volkstümlich auch »Zappelphillipp-Syndrom« genannt wird. Daß dieses Leiden, ebenso wie kindliche Migräne, auch auf Lebensmittel zurückzuführen sein kann, fand der Münchner Professor Joseph Egger heraus, Kinderneurologe an der Münchner Universitäts-Kinderklinik.

Egger ist gebürtiger Südtiroler, 1,94 Meter groß. Der Professor trägt Kinnbart, eine geräumige Brille und den weißen Medizinerkittel. Trotz seines hünenhaften Wesens wirkt er sanft. Er spricht mit ruhiger Stimme und dem alpinen Akzent seiner Heimat, manchmal, kaum merklich, mit leichtem englischem Touch. Den hat er sich in London angewöhnt, sechs Jahre war er dort als Arzt am renommierten Hospital for Sick Children, behandelte vor allem kindliche Migräne-Patienten und kleine hyperaktive Rabauken.

Damals, Anfang der achtziger Jahre, hatte sich Egger vorgenommen, den »Unsinn« von der Gefährlichkeit künstlicher Farb- und Konservierungsstoffe in Lebensmitteln zu widerlegen. »Ich wollte beweisen, daß das nur Einbildung ist«, sagt

Egger. Der aufstrebende Forscher fand auch Interessantes heraus – allerdings exakt das Gegenteil dessen, was er eigentlich nachweisen wollte. Seine Erkenntnisse waren dennoch so bedeutend, daß sie in der renommierten englischen Fachzeitschrift *The Lancet* veröffentlicht wurden.

Egger hatte seine kleinen Patienten, ganz einfach, mit einer eigens ausgetüftelten Diät gefüttert: ohne Tütensuppen, ohne Dosenravioli. Hamburger waren verboten und auch Fertigjoghurts. Ausgeschlossen wurden auch alle bekannten natürlichen Allergie-Auslöser wie Soja, Kuhmilch, Fisch. Das Ergebnis: Bei 62 von 76 hyperaktiven Kindern verbesserte sich das Verhalten deutlich. In einer Gruppe von 88 kindlichen Migränepatienten schwanden die Beschwerden gar bei 93 Prozent. Gleichzeitig heilten, überraschenderweise, bei vielen Kindern auch zusätzliche Leiden wie Asthma oder juckende Ekzeme.

Um herauszufinden, welche Nahrungsmittel denn nun für die Krankheiten verantwortlich waren, durften seine Patienten nach der dreiwöchigen Diät wieder die gewohnten Sachen essen, eins nach dem anderen. Die Familien mußten täglich darüber penibel Protokoll führen.

Das Ergebnis: Lebensmittelzusätze, Farb- und Konservierungsstoffe waren als Krankheitsauslöser ebenso bedeutsam wie die natürlichen Stoffe Soja, Kuhmilch, Erdnüsse, Fisch und Eier. Sogar bei jugendlichen Ganoven, so ergab laut Egger eine Untersuchung im Städtchen Shipley in der englischen Grafschaft Yorkshire, schwand die Neigung zu kriminellen Taten nach Diät deutlich: »Die Polizei hatte dann Ruhe vor denen«, sagt Egger.

Nun wäre es sicher etwas übertrieben, alle Leiden dieser Welt auf obskure Zutaten in Lebensmitteln zuruckzuführen. Es trüge wohl auch die Hoffnung, alle Gangster auf Erden durch hausgemachte Knast-Kost zu befrieden. Kopfschmerzen, Hautausschläge, Schluckbeschwerden und Atemprobleme sind indessen weit häufiger als bisher angenommen auf

153

die modernen Inhaltsstoffe von Lebensmitteln zurückzuführen. Und die Betroffenen wären sicher dankbar, wenn sie in irgendeiner Weise vor den Gefahren gewarnt würden, die beim Genuß eines Fabrikprodukts, eines Bäckerbrötchens, eines Wiener Würstchens drohen.

Die Mediziner fordern deshalb, noch nicht sehr laut, aber vernehmlich, verbesserte Vorschriften für die Kennzeichnung von Lebensmitteln. Einige skandinavische Länder haben vor einigen Jahren die Initiative ergriffen und Vorschläge für eine verbesserte Deklarationspflicht entwickelt: So sollten, unter anderem, weltweit auf allen Produkten wenigstens die einschlägig bekannten Allergie-Auslöser kenntlich gemacht werden. Auch die in kleinen Mengen beigefügten Ingredienzen aus Soja, Eiern, Milch, Erdnüssen und ähnlichem sollten aufgeführt werden. Außerdem schlugen die Fachleute aus dem hohen Norden vor, die sogenannte 25-Prozent-Regel abzuschaffen: Denn bislang müssen die Einzelbestandteile zusammengesetzter Zutaten (etwa einer »Fruchtzubereitung«) nicht einzeln aufgeführt werden, sofern ihr Gesamtgehalt weniger als 25 Prozent eines Lebensmittels ausmacht. Um zu verhindern, daß wesentliche Zusätze versteckt werden, forderten die Skandinavier, die Grenze auf fünf Prozent herabzusetzen. Und anstelle von sogenannten Klassen-Namen (»Verdickungsmittel«) sollte genau angegeben werden, um welchen Stoff es sich handelt.

1993 trugen sie ihr Anliegen beim zuständigen Ausschuß Codex Alimentarius vor. Die richtige Adresse für die globalen Vorgaben zur Etikettierung: Denn im Codex waren die Etikettenfragen allzu liberal geregelt. So meinte Professor Philip James, Vorsitzender eines Komitees der Weltgesundheitsorganisation WHO, das 1990 einen Bericht über Ernährung und Gesundheit erarbeitet hatte: »Was die Etikettierung von Lebensmitteln angeht, läßt der Codex eine Kauderwelsch-Beschriftung von Giftstoffen zu, die nur ein Chemiker verstehen kann.« Und das US-Verbrauchermagazin *Consumers' Research*

Magazin meinte gar, »in gewisser Weise« sei die Produktion von Tierfutter gesetzlich »strenger geregelt als menschliche Lebensmittel«.

Doch Verbesserungen sind nicht leicht durchzusetzen:

Die Industrie wehrt sich vehement gegen solche detaillierten Angaben. »Der technische Fortschritt darf nicht durch überzogene toxikologische Bewertung behindert werden«, giftete beispielsweise der deutsche Lobby-Verband Bund für Lebensmittelrecht und Lebensmittelkunde gegen restriktive Vorschriften, etwa bei Aromen.

Auch der europäische Lebensmittel- und Getränke-Branchenverband CIAA findet detaillierte Deklaration nicht so gut. »Selbst wenn es möglich wäre, alle potentiellen Allergene zu identifizieren«, so meinte ein Vertreter des Food-Giganten Unilever, »würden die Informationen auf dem Etikett so kompliziert werden, daß es für den Verbraucher erst recht schwierig wäre, das auszumachen, was wirklich wichtig ist.« Außerdem könnten die Etiketten, die sich schließlich an alle Verbraucher richteten, alle jene Unempfindlichen »verwirren«, denen keine Unbill droht. Und man könne ja schließlich nicht die Vorschriften, die für alle gelten, an den Anforderungen einer empfindsamen »Minderheit ausrichten«.

Der Branchenverband sprach sich deshalb dafür aus, über eine Europäische Datenbank den betroffenen Konsumenten Informationen über die Inhaltsstoffe von Industrie-Lebensmitteln zu geben. Das »European Food Intolerance Databanks Project« (Efid) sollte bis 1996 alle Ingredienzien so auflisten, daß sicherer Schutz für Allergiker gewährleistet sei.

Vertreter von Regierungen und Firmenverbänden trafen sich auch einige Male zu Datenbank-Konferenzen, beispielsweise 1995 in Dublin. In der irischen Hauptstadt absolvierten sie ihr Pflichtpensum, doch daneben »genossen« sie auch, so ein interner Rundbrief, ein »geselliges Programm«. Dazu gehörte ein »Konferenz-Dinner« im Grand Hotel zu Malahide sowie, zum Abschluß der anstrengenden Tage, ein »Bankett in Malahide Castle, mit Entertainment durch eine örtliche Irish Folk Band.«

Vielleicht hat dies zwar das Klima gefördert, aber das Problembewußtsein etwas abstumpfen lassen. Vielleicht waren Bankett und Dinner auch ein bißchen zu weit weg vom eigentlichen Gegenstand. Womöglich hätte man die Teilnehmer lieber in einen Supermarkt einquartieren und sie die Dosen aus den Regalen genießen lassen sollen. Wie auch immer: Im August 1996 wurde die Tagungsrunde aufgelöst, ohne daß sie eine europaweite Datenbank installiert hätte. Die Probleme schienen unüberwindlich. Die Frage der Kosten und der Haftung beispielsweise: Wer muß zahlen, wenn die Datenbank etwa einen Schokoriegel als sojafrei ausweist – und aufgrund der plötzlichen Änderung in der Rezeptur dennoch Spuren davon drin sind und ein Allergiker tot umfällt infolge anaphylaktischen Schocks?

Die Beteiligten plädieren jetzt doch lieber für eine ausführliche Kennzeichnung auf dem Etikett. Die Debatte kann in die nächste Runde gehen. Mit den bekannten Argumenten.

Es ist ja auch wirklich nur eine Minderheit, die stets mit einem Sicherheitsrisiko leben muß. Und den armen Leuten kann ja heute auch anders geholfen werden. Dank eines von der Öffentlichkeit noch nicht recht zur Kenntnis genommenen Wandels in der Lebensmittelwirtschaft sind neuerdings dort erweiterte Kompetenzen anzutreffen, gerade in Sachen Gesundheit. Weil viele Zutaten heutzutage ganz andere Fähigkeiten und Fertigkeiten erfordern als ehedem, werden die Zutaten fürs Essen jetzt nicht mehr von schlichten Gärtnern und Bauern geliefert, sondern von hochqualifizierten Spezialisten, die sich auf chemische Prozesse verstehen – und auch auf die Gesundheit: Chemiekonzerne, Pharmafirmen. Das schafft Vertrauen: Wenn irgend etwas schiefgehen sollte bei Tisch mit den komplexen Gerichten, gesundheitlich, dann gibt es garantiert aus dem gleichen Hause auch ein Mittel, das genesen läßt. Ein Gegengift, gewissermaßen.

12. Das Geschmacks-Kartell: Der Kampf der Giganten im Food-Business

Lebensmittelgeschäfte mit krimineller Note: Weshalb das amerikanische FBI einen Agenten ins Aroma-Milieu einschleusen mußte. Wie sich ein Bauchemie-Konzern ums Ei verdient gemacht hat. Functional Food: Die gesunden Rezepte der Pharma-Köche.

Jahrelang hatte der junge Topmanager bei Besprechungen und Konferenzen ein Requisit dabei, das üblicherweise nicht zur Ausstattung von Businessleuten gehört: ein kleines Tonbandgerät. Das Ding, das er zumeist ganz unauffällig in der Brusttasche trug, genügte professionellen Ansprüchen: Er hatte es vom FBI bekommen. Für Mark Whitacre, so hieß der Manager, war der Under-Cover-Job ziemlich »nervenzehrend«, wie er hernach einem Reporter des US-Wirtschaftmagazins *Fortune* erzählte.

Von 1992 bis 1995 trug Whitacre das Abhör-Utensil. Nach den Zusammenkünften mit hochrangigen Kollegen aus seiner Firma und befreundeten Unternehmen ging der Mittdreißiger nicht gleich nach Hause: Er machte noch einen kleinen Abstecher, mal ins Hotel Holiday Inn, meist aber auf einen Parkplatz vor dem St. Mary's Hospital in Decatur, einer Stadt im US-Staat Illinois. Er übergab die Bänder an seinen FBI-Agenten Brian Shepard und nahm neue Instruktionen entgegen.

Die verdeckten Recherchen waren unerwartet erfolgreich. 1995 schlug das FBI zu, beschlagnahmte bei einer großangelegten Razzia in Whitacres Firma kistenweise belastendes Material. So kam der größte Kartellfall der amerikanischen Kriminalgeschichte ans Licht. 195 Millionen Dollar mußten die beteiligten Firmen Anfang 1997 nach Abschluß des Verfahrens an Strafen wegen illegaler Preisabsprachen bezahlen, dazu nochmals fast 100 Millionen Dollar an Schadensersatz für ihre geprellten Kunden. Denn das Kartell hatte rund um den Globus die Preise für Lysin und Zitronensäure künstlich hochgehalten.

Lysin ist ein Zusatz zum Geflügelfutter, Zitronensäure einer der wichtigsten Geschmacksstoffe der Lebensmittelindustrie. Entgegen volkstümlicher Annahme wird er nicht aus Zitronen gewonnen, sondern fast ausschließlich aus Mikro-Organismen wie etwa dem Schimmelpilz Aspergillus Niger. Die Säure sorgt beispielsweise in Cola und anderen Limonaden für die frische, spritzige Note, ist aber auch in vielerlei Fertiggerichten und, wie das heute so ist, in Waschmitteln und WC-Reinigern enthalten. So war von der »multinationalen Verschwörung« nach den Erkenntnissen des US-Justizministeriums »praktisch jeder Amerikaner« betroffen.

Die kriminelle Vereinigung hatte, wie die US-Ermittler herausfanden, ihr Kartell perfekt organisiert: Die Vorstandsmitglieder, Geschäftsführer und Abteilungsleiter der beteiligten Konzerne wurden als »Meister« bezeichnet. Sie legten die Grundregeln für die Preisabsprachen fest und überließen die Einzelheiten ihren Untergebenen, »Sherpas« genannt. Diese setzten Marktanteile und Umsatzziele fest, tauschten zum Monatsende die Verkaufszahlen aus und bestimmten Ausgleichszahlungen, wenn einer der Kompagnons seine Quote überschritten hatte.

Im Zentrum der Verschwörung stand der US-Agrokonzern Archer Daniels Midland, ein Unternehmen, das eigentlich als reputierlich galt. Immerhin erfreute sich sein oberster Chef, Dwayne O. Andreas, bester Beziehungen in höchsten Kreisen der nationalen und internationen Politik. Er galt, wie das Wirtschaftsmagazin *Fortune* berichtete, als Vertrauter der US-

Präsidenten Nixon, Bush und Clinton, pflegte aber auch gute Kontakte zu den russischen Führern Michail Gorbatschow und Boris Jelzin. Auch zur CIA hatte der Agro-Industrielle laut *Fortune* freundschaftliche Bande.

Auch die anderen Beteiligten waren bis dato von untadeligem Ruf: Haarmann & Reimer beispielsweise, die Geschmacks-Tochter des Leverkusener Bayer-Konzerns. Haarmann & Reimer stimmte im Januar 1997 einer Strafe in Höhe von 50 Millionen Dollar zu, die, nach der Buße für ADM zweithöchste, die je in einem US-Kartellverfahren verhängt worden war, zudem erklärte sich die Bayer-Tochter bereit, an die betrogenen Kunden 46 Millionen Dollar Schadensersatz zu zahlen.

Der Bayer-Konzern hatte, sobald die ersten Vorwürfe aufgetaucht waren, interne Untersuchungen angestellt. Die Beteiligung an dieser »illegalen Angelegenheit« war »nicht zu leugnen«, sagt der Leverkusener Bayer-Sprecher Thomas Reinert. Der Vorgang sei der Firma »unangenehm«. Um den »Imageverlust« in Grenzen zu halten, hat sich der Konzern zur Vorwärtsverteidigung entschlossen und die US-Behörden bei den Ermittlungen aktiv unterstützt, was auch das US-Justizministerium anerkennend vermerkt. Insbesondere der mittlerweile (planmäßig, wie die Firma betont) pensionierte frühere Geschäftsführer von Haarmann & Reimer in Holzminden, Hans Hartmann, war den Ermittlern sehr behilflich. Wegen seiner »Rolle in der internationalen Zitronensäure-Verschwörung«, so das US-Justizministerium, wurde Hartmann mit einer Strafe von 150 000 Dollar belegt. Der Chef aus Deutschland hatte zugegeben, an den Sitzungen und Besprechungen des Kartells teilgenommen und bei den Preisabsprachen persönlich mitgewirkt zu haben.

Bei den Terminen befand sich der Holzmindener Geschmacks-Industrielle in guter Gesellschaft: Mit von der Partie war im Kartell auch der schweizerische Pharma-Riese Hoffmann-La Roche, der sich im Rahmen des außergerichtlichen Vergleichs bereit erklärt hat, 5,6 Millionen Dollar Schadenersatz zu zahlen, und der österreichische Zusatz-stoff-Lieferant Jungbunzlauer (Schadensersatz: 7 Millionen Dollar). Im März 1997 bekannten sie sich zudem der Geset-zesverstöße schuldig und stimmten einer Strafe von zusam-men 25 Millionen Dollar zu (Hoffmann-La Roche 14 Mil-lionen, Jungbunzlauer 11 Millionen Dollar). Beteiligt am globalen Kartell waren auch asiatische Firmen: die beiden ja-panischen Futtermittelzusatz-Produzenten Ajinomoto und Kyowa Hakko Kogyo sowie die koreanischen Konzerne Se-won und Cheil Jedang.

Nach den Erfahrungen aus diesem Fall haben die US-Be-hörden schon angekündigt, künftig ein wachsames Auge auf die Gepflogenheiten in diesem Markt zu werfen. Diese »Strafe ist eine klare Botschaft an alle Unternehmen weltweit«, er-klärte die US-Justizministerin Janet Reno. Denn: »Wir wer-den keine Geheimabsprachen hinnehmen, die zu Betrug an amerikanischen Verbrauchern führen.« Und die Gefahr wächst, daß sich in Zeiten globaler Verflechtung einzelne Fir-men oder ganze Kartelle zu gesetzwidrigen Praktiken zusam-menfinden, meint Gary R. Spratling, als Antitrust-Staatsan-walt im US-Justizministerium für die Verfolgung krimineller Monopole zuständig: »In der neuen globalen Wirtschaft hat es für die Antitrust-Abteilung oberste Priorität bei der Straf-verfolgung, internationale Kartelle aufzuspüren und gegen sie zu ermitteln, wenn sie amerikanischen Verbrauchern Scha-den zufügen. Wir werden gegen Mitglieder dieser Kartelle An-klage erheben, ob sie sich nun in den Vereinigten Staaten be-finden oder im Ausland.«

Die amerikanischen Behörden scheinen kein großes Ver-trauen zu haben in die moralische Qualität des Nährstandes. Dabei muß die kriminelle Energie, mit der selbst Großkon-zerne bisweilen offenbar zu Werke gehen, nicht unbedingt Ausdruck einer ausgeprägten Neigung zu gesetzesbrecheri-schen Taten sein. Oft geht es ums blanke Überleben im

Kampf der Giganten. Denn der mörderische Konkurrenz-druck hat zur Folge, daß viele Beteiligte zwar Milliardenumsätze bewegen – aber kaum etwas dabei verdienen. Um mithalten zu können, schließen sich immer mehr Konzerne zu immer größeren transnationalen Riesengebilden zusammen. Und wenn weltweit nur noch vier oder fünf Superkonzerne in einem globalen Monopoly agieren, scheint die Versuchung groß, sich den Kuchen in eitler Eintracht zu teilen, anstatt sich beim Kampf um die Brocken bis aufs Blut zu bekämpfen.

Denn nur noch wenige Giganten verdienen im Lebensmittelgeschäft wirklich gut. Coca-Cola beispielsweise gilt in der Branche als bewundernswerte »Geldmaschine«: Der Brauseriese hat seinen Gewinn 1997 um fast 19 Prozent auf 4,13 Milliarden Dollar gesteigert – bei einem Umsatz von 18,8 Milliarden. Nestlé machte im gleichen Jahr bei knapp 70 Milliarden Franken Umsatz immerhin 4 Milliarden Nettogewinn, eine Steigerung um über 17 Prozent gegenüber dem Vorjahr. Und der US-Multi Philip Morris verbuchte 1997 bei einem Food-Umsatz von 63 Milliarden Mark einen Gewinn von gut 7,7 Milliarden Mark.

Doch das sind die Ausnahmen. Ansonsten ist der Profit in der Branche eher mager. Nach einer 1996 veröffentlichten Studie des Ifo-Instituts für Wirtschaftsforschung in München hat sich die Ertragslage der Firmen in der Lebensmittelbranche in Deutschland seit 1991 »merklich verschlechtert« und nach Angaben des Statistischen Bundesamtes ist der Lebensmittelumsatz 1996 um ein Prozent gesunken, bei Feinkost gar um vier Prozent. In der Schweiz hat die *Neue Zürcher Zeitung* den »Eindruck von Stagnation«. Dem holländisch-britischen Nahrungsmittel-Multi Unilever gab das Blatt, nach Durchsicht der letzten Bilanzen, im Februar 1997 den schmerzlichen Rat: »Wenn die Rendite als strenge Meßlatte angewendet würde, müßte sich Unilever von seinem ureigenen Stammgeschäft, den Lebensmitteln, trennen.« Denn mit dieser Abteilung hat die Firma nur unterdurchschnittlichen Gewinn erwirtschaftet. Viel mehr Profit warf beispielsweise die Chemie-Abteilung des Hauses ab, in der etwa Klebstoffe und Geschmacksverstärker produziert werden.

Glücklicherweise haben die Erzeuger von Lebensmitteln auch einen Schuldigen für die Malaise identifiziert: Als Bösewicht gilt der Handel, jene Krämerseelen, die sich mittlerweile zu riesigen Multis gemausert haben, von denen die zehn größten schon 80 Prozent des gesamten Umsatzes kontrollieren. Die greifen offenbar zu rüden Methoden, Drohungen, Erpressungen gar, um ihre Lieferanten gefügig zu machen und immer noch billigere Einkaufspreise durchzudrücken. Nach einer Untersuchung des Saarbrücker Hochschulprofessors Joachim Zentes im Auftrag des Markenverbandes gab die Hälfte von 173 befragten Unternehmen an, vom Handel schon einmal konkret bedroht worden zu sein. Das angedrohte Übel ist stets das gleiche: Rausschmiß aus den Regalen. Die Phantasie beim Einfordern von Extra-Rabatten ist aber offenbar grenzenlos: Mancher will, so ergab die Studie des Professors, schon mal einen kleinen Kostenbeitrag zum Firmenjubiläum, ein anderer begehrt einen kleinen Zuschuß für das schöne neue Hochregallager. Auch »Ladenöffnungszeitenverlängerungsrabatte« werden verlangt, weil die Waren nun ja länger ausgestellt würden. Oder ein »Euro-Bonus«, weil sich die Ladenkette ins Ausland ausdehnen möchte.

Rauhe Sitten. Allerdings: Auch die Handelsriesen sind nicht von Natur aus so gewalttätig. Sie schlagen nur in Notwehr um sich. Denn sie verdienen geradezu mitleiderregend wenig. Selbst der unumstrittene Branchenkönig Metro, Europas größter Einzelhändler, trägt Trauer, wenn die Bilanzen fertig sind: »Schlechter könnten diese gar nicht mehr sein«, sagt Metro-Chef Erwin Conradi.

Eigentlich könnten die geplagten Händler ihre Läden zumachen. Sie tun indessen das Gegenteil, eröffnen ständig neue. Tengelmann beispielsweise, in den USA schon lange

162

mit der Kette A & P vertreten, baut sein Netz in Tschechien, Polen, Ungarn, Italien und Spanien aus. Damit verdient sich die Firma zwar keine goldene Nase: Die Rendite pendelt so zwischen einem halben und einem ganzen Prozent des Umsatzes. Aber ohne die stetige Expansion würde er gar nichts mehr verdienen, gestand der Tengelmann-Seniorchef Erivan Haub dem *Handelsblatt*: »Solange wir wachsen, steigt das Ergebnis. Wenn wir nicht mehr wachsen«, bedeute dies, »daß wir gegen Null marschieren.«

Und so streben sie alle in die weite Welt hinaus, auf der Suche nach den Extra-Groschen: Rewe, Deutschlands größter Lebensmittelhändler, hat sich die österreichische Supermarkt-Kette Billa einverleibt und will auch in Ungarn, Tschechien und der Slowakei expandieren. Die notleidenden Erzeuger, die bislang noch näher an der heimischen Scholle blieben, tun es ihnen nach. Die Milcherzeuger schicken Schnittkäse nach Moskau, die Brauereien stillen schon den Durst der Mongolen: »O'zapft is in Ulan Bator«, meldete die *Süddeutsche Zeitung* im Oktober 1996 nach vollbrachtem Joint-venture. Das erste Faß »Khan-Bräu« stach der deutsche Außenminister Klaus Kinkel an.

Dem Verbraucher kommen die Verzweiflungstaten des notleidenden Nährstands nicht zwingend zugute. Die Brötchen beispielsweise, die der Konzentrationsprozeß und die technischen Innovationen in der Bäckereibranche hervorbringt, schmecken häufig nur noch wie aufgeblasenes Papier. Den Prozeß der Industrialisierung des Backwesens geißelte beim Neujahresempfang Anfang 1997 der französische Präsident Jacques Chirac: »Es ist unvorstellbar, das Brot aus einer richtigen Bäckerei mit diesem Ding zu vergleichen, das aus der Backstation kommt und allem Möglichen gleicht – nur nicht einem Brot.« Dabei ist in Frankreich die Industriebäckerei noch relativ zurückgeblieben: Dort hat sie grade mal ein Drittel Marktanteil, in Deutschland schon knapp zwei Drittel. Doch das Machtwort des Präsidenten half nichts: Die Verordnung, wonach eine Backstube nur noch dann Boulangerie heißen durfte, wenn dort das Baguette auch eingerührt, geknetet, geformt und gebacken wird, wurde auf Betreiben der Backindustrie Anfang 1998 vor Gericht gekippt. Das zeigt, daß nicht einmal die Erhebung der Brotfrage in den Rang einer Staatsangelegenheit die Qualität dauerhaft zu schützen vermag. Denn in den modernen Zeiten gilt das Urteil des Gaumens nicht unbedingt als wichtigstes Qualitätsmerkmal. Das Fachblatt *Werben und Verkaufen* setzt ganz andere Kriterien, beispielsweise für das Brot im Jahre 2005. Dann nämlich gilt, so die Prognose der Marketing-Experten: »Die Chemie hält die Trümpfe«. Denn: »Die Chemiekonzerne garantieren die Reinheit und Natürlichkeit der Zutaten, machen dies zu einem gezielten Marketing- und Kommunikationsprogramm und stellen sämtliche Herstellungsprozesse im Internet zur Schau.« Die Bäckerei hat dann, nach Meinungs der Verkaufs-Visionäre, ausgedient: »Brot kauft man in Hoechst-Food-Depots«.

Die Zukunft hat schon begonnen. Noch kauft man Brot zwar nicht im Hoechst-Depot, sondern in einer sogenannten Bäckerei. Doch der Rohstoff kommt schon aus der Chemiefabrik, zu besichtigen beispielsweise in den riesigen Lagerhallen der Bäckerei-Einkaufsgenossenschaften. Dort lagern in riesigen Regalen die Säcke mit Fertigmischungen, »Dinkelvollkornmix« oder die Backmischung für urig-bäuerliche Brötchen von der Chemie-Firma Boehringer, Marke »Boehringer rustikal«.

Der Umbau unserer Lebensmittel ist im Gange. Und damit winken endlich auch wieder Gewinne. Profitieren soll sogar auch der Verbraucher. Denn die neuen Nahrungsmittel sollen viel gesünder sein als das, was wir bisher verzehrten. Die neuen Lieferanten verfügen nämlich über ganz spezielle Rezepte und völlig neue Kompetenzen. Die Firma SKW Trostberg (Slogan: »Nutzen stiften mit Chemie«) beispielsweise ist nach eigenen Angaben »Weltmarktführer in der Bauchemie«. Kenner rühmen ihren Fliesenkleber. Doch sie produziert auch Nahrungsmittelzusatzstoffe und Naturstoffextrakte. Unter Börsianern gilt sie als hoffnungsvoller Kandidat: Anfang 1998 jubelte das Geld-Blatt *Börse Online* über »geradezu sensationelle Gewinnsteigerungen«.

Überraschenderweise besitzt die Firma mehrere Patente für die Optimierung von Eiern, und zwar hinsichtlich der gesundheitlichen Qualität: Das Ei kann, mit den modernen Methoden von SKW Trostberg, von dem schädlichen Cholesterin befreit werden. Das geht ganz einfach. Man kann das Eigelb beispielsweise laut Patentschrift mit einer »wäßrigen Ammoniumcarbonat-Lösung« verdünnen und das Cholesterin an einen »Feststoff« anbinden, Aktivkohle etwa oder Reserve-Phase-Kieselgel. Man filtere dieses nur noch heraus, und das cholesterinarme Eigelb kann »direkt zu Eigelbprodukten weiterverarbeitet werden.« Für feinschmeckerische Bedürfnisse empfiehlt der Erfinder zusätzlich, »das Ammoniumcarbonat zu entfernen«, einfach »aus Gründen der geschmacklichen Qualität« (Patent Nummer DE 40 13 367 A1). Beinahe noch einfacher ist es, wenn das Eigelb schon trocken, als Pulver vorliegt, dann blase man bloß Propangas hindurch. Der gesundheitsbewußte Heimwerker müßte sich allerdings einen gewissen Vorrat an Propangasflaschen zulegen. Denn 1000 Gramm Eigelbpulver sollten »innerhalb von zwei Stunden mit 30 Kilogramm verdichtetem Propan durchströmt« werden (Patent Nummer DE 44 07 939 A1). »Überraschenderweise«, so die Erfinder, entstehe ein Produkt mit »guten sensorischen Eigenschaften«. Das heißt: Es ist nicht nur furchtbar gesund, sondern es schmeckt auch noch prima.

Leider nur wollte das Erzeugnis niemand haben, das Patent kam deshalb nach Firmenangaben nie zum Einsatz. Das innovative Unternehmen widmet sich jetzt verstärkt modernen Zusatzstoffen für Fleischprodukte, Eiskrems und Fruchtdesserts.

Der Umbau der Natur ist so profitabel, daß sich eine Firma wie Monsanto ganz darauf konzentrieren will. Der US-Konzern ist Pionier auf diesen Feldern. Er hat beispielsweise dank gentechnisch manipuliertem BST-Hormon die Milchleistung von Kühen drastisch erhöht und so, nebenbei, auch die Stallmöblierung verändert. Denn die Turbokühe müssen dann regelmäßig abgekühlt werden, weil sie unter erhöhtem Milchausstoß sonst heißlaufen. US-Veterinäre empfahlen 1994 im Fachblatt *Journal of The American Veterinary Medical Association* Ventilatoren oder regelmäßiges Duschen. Einem breiteren Publikum ist der Konzern durch die genmanipulierte Sojabohne mit eingebauter Widerstandskraft gegen das hauseigene Unkrautvernichtungsmittel »Roundup« bekannt geworden. Und auch bei der neuen Gesundheitskost ist die Firma ganz vorn dabei: Sie hat das PUFA-Ei entwickelt. Die Hühner müssen, um solches zu legen, ein neues Monsanto-Futter fressen, mit Algenbestandteilen von der Küste Südkaliforniens. Dann legen sie Eier mit den gesunden, mehrfach ungesättigten Fettsäuren, den bekannten PUFAs (»Polyunsaturated Fatty Acids«, siehe Kapitel 7). Die Eier werden europaweit unter dem Namen »Omega DHA Ei« erfolgreich vertrieben.

Dank der Entdeckung der PUFAs als neue Gesundheits-Zutat kommen auch Fische wieder zu Ehren, die neuerdings eher verschmäht wurden. Der Hering beispielsweise.

Er hat ja in jüngerer Zeit einen schlechten Leumund, er gilt als Armeleutefisch und – bäh – fettig. Der Makrele geht es nicht viel besser. Doch gerade »diese Fettfische, von denen es heißt, sie seien nicht so gesund«, die enthalten, wie ein Diplomingenieur von Hoffmann-La Roche mit hintergründigem Lächeln sagt, just im Fett jede Menge Stoffe, die wahre Wunder wirken sollen im menschlichen Körper: die PUFAs, Fettsäuren.

Die findigen Technologen haben deshalb einen Weg gefunden, um die verschmähten Flossenviecher wieder in die Nahrungskette einzubauen, ohne daß man sie essen muß. Dazu ist ein kleiner Umweg nötig, der über das englische

Städtchen Heanor führt. Das liegt zwar meilenweit weg vom Meer, nie landet dort ein Fischer frühmorgens seinen Fang an. Doch ein Weltkonzern wie Hoffmann-La Roche läßt sich durch derlei natürliche Gegebenheiten nicht irritieren. Der denkt global, kauft auf der ganzen Welt Fischabfälle auf, läßt sie auspressen und karrt dann das Öl in Fässern zu der eigens erbauten Fabrik im Industriegebiet des meerfernen Örtchens.

Dort wird das Fischöl so umgemodelt, daß es in allerlei Lebensmittel eingebaut werden kann. Bei Babynahrung von Nestlé und Milupa, sagt er stolz, sei ihm das schon gelungen. Jetzt sucht er nach neuen Absatzwegen, verhandelt mit Knorr, Maggi und Unilever. Und er ist ganz optimistisch, denn das Fischzeug ist ja derzeit en vogue.

Schuld an diesen irrwitzigen Kapriolen der Konzerntechnologen sind, man kann ihnen den Vorwurf nicht ersparen, jene Eskimos, die stets einseitig und fettig speisen und dennoch, wie durchreisende Wissenschaftler eines Tages feststellten, weitaus seltener an Herz-Kreislauf-Leiden sterben als etwa die diätbewußten Dänen. Ein medizinisches Mirakel. Als Ursache wurden eben diese mehrfach ungesättigten Fettsäuren identifiziert, die sich unter anderem in Hering und Makrele finden und als wahres Wundermittel gegen allerlei Gebrechen gelten (siehe Kapitel 7).

Besonders heilsam aber sind die PUFAs für Konzernbilanzen. BASF beispielsweise bietet sie als »freifließendes Trockenpulver mit sphärischen Kristallen« an, je nach Bedarf in mehreren Varianten: als »mikroverkapseltes Fischöl in einer Gummi arabicum/Kohlenhydrat-Matrix« speziell für Diätprodukte; mit Gelatine anstatt Gummi eignet es sich mehr für Teigwaren und Fertiggerichte. Und etwas aufgepeppt mit ein paar leckeren Antioxidantien und einem Schuß Tricalciumphosphat als schmackhaftem »Fließhilfsmittel« empfiehlt es sich vor allem für Kindernahrung. Zur Vermarktung dieser gesunden Sachen hat der zuständige Unternehmensbereich BASF Feinchemie jüngst eine neue Tochtergesellschaft gegründet: »BASF Health and Nutrition«. Die Abteilung boomt, sie soll bis zum Jahr 2000 von 3,4 auf 5 Milliarden Mark Umsatz zulegen: »Geschäft mit Gesundheit geht BASF runter wie Öl«, titelte deshalb die *Frankfurter Rundschau*.

Denn der Markt wächst, das industriell erzeugte Gesundheitsfutter wird in den nächsten Jahren in riesigen Mengen auf den Markt kommen. In Europa, so schätzen die Marktforscher von der britischen Leatherhead Food Research Association, sind locker 30 Milliarden Dollar drin, 100 Milliarden weltweit. »Functional Food«, so heißen die gesunden Sachen im Ingenieurs-Jargon, gehört zu den zukunftsträchtigsten Sektoren im Lebensmittelmarkt.

Das Food-Business geht bisweilen befremdliche Wege. Weil die Verbraucher zunehmend skeptisch werden gegenüber Farbstoffen, Konservierungschemikalien und synthetischen Aromen in Tüten und Dosen, mixen die Hexenköche aus den Fabriklabors kurzerhand noch ein paar Gesundheits-Ingredienzien dazu: Vitamine und Fettsäuren, Calcium und Eisen, Beta-Karotine und Ballaststoffe. Und vielleicht noch eine kleine Kolonie mit Bakterien.

Die ersten Pionierprodukte mit den Mikrolebewesen zählen zu den erfolgreichsten Innovationen, »Vifit« etwa, ein joghurtähnliches Produkt aus dem Hause Südmilch: Es soll, dank »lebender LGG-Kulturen« die Verdauung anregen. Für Kunden, die anfangs vielleicht etwas irrational auf Lebewesen im Plastikbecher reagieren, hat die Firma fürsorglich eine eigene Joghurt-Hotline eingerichtet. Eine freundliche Dame erklärt auf diesbezügliche Befürchtungen hin (»Um Gottes Willen! Das fragen viele«), daß da keineswegs »so kleine Viecher durch die Gegend schwimmen«. Die Tierlein täten ihr Werk wie ihre Brüder im menschlichen Darm und beförderten so die Verdauung. Nur von Überdosierung sei abzuraten: »Wenn Sie zuviel davon essen, können Sie Durchfall kriegen. Das ist aber bei jedem Joghurt so.«

Das Milcherzeugnis »LC 1« von Nestlé dient dank Bakterienbeigabe ebenfalls der Darmtätigkeit. Aber nicht nur: Trendforscher haben in dem Joghurt eine menschheitsgeschichtliche Dimension entdeckt: »Im LC 1 von Nestlé ist die vielleicht modernste Verbrauchergruppe angesprochen«, schreiben die Auguren vom Hamburger »Trendbüro«: »Trendbüro hat sie Pionier-Konsumenten genannt, weil sie alles Neue, Technologisch-Innovative ausprobieren. Hinter der Kaufentscheidung steckt nicht zuletzt der Wunsch, mittels optimierter wissenschaftlicher Verfahren einen neuen, vollkommenen Menschen zu schaffen.« Und: »Das Künstliche ist für den Pionier-Konsumenten dem Natürlichen überlegen.«*

Der neue Mensch sieht offenbar ganz anders aus. Ihn kennzeichnet ein eigentümliches Strahlen. Ausgelöst wird es auch durch den neuen Joghurtdrink »Actimell« von Danone mit der Wunderbazille »Lactobazillus Casei«: Er sorgt nämlich (»Man sieht es Ihnen an«) nach Verzehr für gesteigertes Charisma, so verspricht wenigstens vollmundig die Reklame: »Mehr Joghurt, mehr Ausstrahlung«. Und der »Fit for Fun«-Drink, gebraut von dem gleichnamigen Körperkulturjournal zusammen mit Apollinaris, steigert angeblich die Abwehrkräfte sowie die »Lern- und Gedächtnisleistung«.

In Frankreich, dem Mutterland der Küchenkultur, in dem die Plastikkost aus dem Supermarkt der handgefertigten Quiche oder dem Carré d'agneau den Rang streitig macht, können Mütter ihren Kindern »Barres Mémoire« ins Maul stopfen: Der Multi-Vitamin-Riegel soll Schüler klüger machen. Auch fürs Hündchen ist gesorgt: Das kriegt »Oaw«, den vitaminreichen Mineraldrink einer elsässischen Brauerei. Genau das Richtige, laut »Oaw«-Reklame, für Hunde, die »fit sein wollen«. Und ein glänzendes Fell macht das Gesöff angeblich auch noch.

---

* Trendbüro. Matthias Horx, Peter Wippermann: Was ist Trendforschung? Düsseldorf: Econ, 1996.

Natürlich sind das noch zaghafte Anfänge. Längst sind nicht alle lebensmitteltechnischen Möglichkeiten ausgeschöpft, um das menschliche Wohlergehen mittels industrieller Nähr-Lösungen zu befördern. Fieberhaft suchen deshalb Forscher nach neuen Technologien für Tütensuppen, knobeln an innovativen Chemikalien-Kompositionen für Knabber-Riegel. Alles für die Volksgesundheit, und deshalb zumeist mit öffentlichen Geldern von Einzelstaaten oder der Europäischen Union. Über ein Dutzend Forschungsprojekte erhielten in Europa Subventionen für die Suche nach neuen Functional-Food-Rezepturen, alle namhaften Konzerne kassierten mit: Nestlé, La Roche, der britische Schoko-Multi Cadbury und andere mehr.

Krampfhaft suchen sie nach Beweisen, daß industrielle Kunstnahrung dem Körper irgendwie nützen könnte. Zur Krebsvorbeugung, bei der Appetitkontrolle, zur Förderung der Darmfunktion. »Das Design gesünderen Essens«, so eines der Studienthemen, gerät zum Lieblingsfeld der Food Designer. Und selbst das Seelenleben der Verzehrbevölkerung spähten die Konzerne mit vereinten Kräften aus: Ein gemeinsames Projekt von Coca-Cola, Guinness, Unilever und anderen widmete sich der Frage, wie sich die Inhaltsstoffe von Lebensmitteln auf seelische Stimmungen und geistige Fähigkeiten auswirken – und wie die Wahl bestimmter Produkte beeinflußt werden kann. So könnte, endlich, auch die Absatzkrise der Branche behoben werden.

Noch hinkt Alteuropa hier heillos hinterher. In Japan erzielen die Futterfabriken mit vorgeblich heilsamen Snacks und Drinks schon drei Milliarden Mark Umsatz im Jahr. Bis zum Jahr 2000 soll sich der noch verdoppeln. Coca-Cola, Nestlé und einheimische Konzerne wie Mitsubishi mischen pro Jahr 50 Tonnen Eisen, 250 Tonnen PUFAs und 5000 Tonnen Calcium in Speisen und Getränke. Allein Coca-Cola verkauft jährlich 120 Millionen Flaschen seines Beta-Karotin-Drinks »Vegetabeta« und 300 Millionen Flaschen vom Fischöl-Multivitamin-Gesöff »Real Gold«. Die Durstlöscher sollen Großes bewirken, den Lerneifer der Kleinen anstacheln und, so hoffen die Eltern, die Karriere ihrer Kids befördern.

Klettern sie dann die Karriereleiter empor, können sie Kraft wieder aus den Quellen der Fabriken schöpfen. Denn Nippons Technologen haben für jede Zielgruppe was Gesundes gebraut. Für »geschäftige und frischverheiratete Damen« etwa empfiehlt der Hersteller S. B. Syokuhin seinen Drink »Ascetic« mit Gelée royale, dem Kraft-Gel der Bienenkönigin. Auch Manager können einen Schluck nehmen: Bei ihnen vertreibt der Trank den Streß und läßt die Müdigkeit verfliegen.

Doch der weltweite Boom bei den gesunden Leckereien hat auch seine Schattenseiten. Leider. Denn die natürlichen Ressourcen reichen hinten und vorne nicht. Sie sind überdies für die industrielle Verwertung viel zu teuer. Dem Ingenieur ist das aber eher ein Ansporn. Bei der Suche nach neuen Rohstoffquellen hat unter anderem der durchs Ersatz-Fett Olestra berühmte US-Konzern Procter & Gamble (»Meister Proper«) seine kreativen Potentiale ausgespielt und ein Patent angemeldet, um die bisher auf Unterhosen und T-Shirts beschränkte Baumwolle menschlichem Verzehr zugänglich zu machen. Die Faser des Gewächses soll als Ballaststoff fürs Brot dienen. Das gilt dann als kalorienarm und deshalb besonders gesund.

Dank pfiffiger Techniker sind auch Karotten als Lieferant für Beta-Karotin längst entbehrlich: Das wird heute fast ausschließlich synthetisch gewonnen. Doch der Trend geht hier wieder zurück zur Natur, natürlich auf gewissen Umwegen. Denn moderne biotechnische Methoden ermöglichen es, das Karotin aus den Ausscheidungen der Alge Dunaniella zu gewinnen. Und der holländische Gentechnik-Konzern Gistbrocades hat den Pilz »Blakeslea trispora« als Quelle fürs Beta-Karotin dressiert, es wird, laut Prospekt, aus seiner »Biomasse« gewonnen.

Bedauerlicherweise sind den Food-Fabriken bei der Vermarktung solch segensreicher Erfindungen die Hände gebunden. So ist zwar Nestlé, wie ein Manager aus der Zürcher Zentrale sagt, »an führender Front« bei der Entwicklung dabei. Doch die Heldentaten bei der Entwicklung verdauungsfördernder, krebsverhindernder, herzschonender und intelligenzschärfender Fertigmahlzeiten dürfen sie nicht allzu laut verkünden. Das könnte dazu führen, klagt jener Nestlé-Mann, »daß wir sie nur noch in der Apotheke loswerden«. Denn nach deutschem Recht sind »Stoffe oder Zubereitungen von Stoffen«, die geeignet sind, körperliche sowie seelische »Zustände zu beeinflussen« oder »Beschwerden zu lindern«, als Arzneimittel zu betrachten. Und die dürfen, leiderleider, im Supermarkt nicht verkauft werden.

So halten sich Nestlémaggiknorr auch ein bißchen mit der Veröffentlichung von Studien zurück, die die heilsamen Wirkungen von Anti-Herzkasper-Suppen oder Intelligenz-Babybrei beweisen könnten.

Womöglich fiele ihnen der Beweis auch schwer. Denn es ist durchaus zweifelhaft, ob überhöhte Gaben von gesunden Stoffen, die in natürlicher Nahrung in winzigen Spuren vorkommen, auch wirklich helfen. Zumindest bei jenen 30 000 finnischen Rauchern, die zur Krebsvorbeugung sechs Jahre lang Vitaminpillen schluckten, nützte es nicht viel: 20 Prozent von ihnen waren früher tot als die pillenlosen Paffer. Auch jener in Wissenschaftskreisen legendäre Engländer, der zur Vermeidung eingebildeten Kupfermangels täglich 30 bis 60 Milligramm Kupfersalz zu sich nahm, kam zu Ruhm nicht durch gestählte Gesundheit: Er starb binnen drei Jahren an Kupfervergiftung.

So sind denn manche Experten nicht sehr begeistert von den neuen Ingredienzen. Der Nutzen sei »wissenschaftlich nicht unstrittig«, sagt etwa Burckhard Viell vom Berliner Bundesinstitut für gesundheitlichen Verbraucherschutz und Veterinärmedizin: »Viele Werbeaussagen«, so Viell, kämen gar »einer Irreführung des Verbrauchers nahe«.

Denn die Einnahme von Fitness-Ingredienzen kann sogar

zu gegenteiligen Effekten führen: Die Überdosierung mit Vitaminen und Mineralstoffen beispielsweise. Mathilde Kersting vom Forschungsinstitut für Kinderernährung in Dortmund etwa meint, wenn manche Zugaben in einer Menge verabreicht werden, die bis zu 600 Prozent über der empfohlenen Dosis liegen, sei der Körper damit überversorgt. Die überhöhte Aufnahme prominenter Zusätze wie Kalzium oder Eisen ginge aber »oft zu Lasten anderer wichtiger Nährstoffe, die vom Körper dann nicht mehr so gut aufgenommen werden können« – Mangelernährung durch gesundes Essen.

Selbst die ultragesunden PUFAs sind, neuen Erkenntnissen zufolge, im Übermaß genossen eher schädlich: Es drohen Gallensteine, Immunschwäche, Krebs gar. Das Deutsche Institut für Ernährungsforschung in Potsdam rät daher neuerdings zu MUFAs, den einfach ungesättigten Fettsäuren. Die äßen, was uns Konsumenten von der PUFA-Propaganda bislang verschwiegen wurde, auch die herzstarken Eskimos gern. Hierzulande kommen die MUFAs vor allem in Hühnerfett, Rindertalg und Schweineschmalz vor, just jenen Sachen, von denen die Ernährungsberater mit ihrer fortgeschrittenen manifesten Fett-Phobie immer strengstens warnen.

Angesichts des undurchsichtigen Dschungels neuer Nahrungsmittel und widersprüchlicher Informationen bezüglich ihres Nutzens neigen neuerdings viele Menschen dazu, den Hering einfach als Hering zu essen, das Huhn als Huhn – und das auch noch möglichst aus natürlicher, artgerechter Haltung. Die Bio-Bewegung boomt – und die Nahrungsmittelindustrie versucht, noch schnell mit aufs Trittbrett zu kommen.

13. Lieber Lecker:
Die Zukunft des Geschmacks

Wie ein ehrlicher Konzernlenker geballten Hausfrauenzorn auf sich lenkte. Weshalb die Tütensuppe eigentlich purer Luxus ist. Und endlich: Die Wiederkehr des Wohlgeschmacks.

Das Publikum war wütend: »Selten habe ich so ein arrogantes, menschenverachtendes Statement gelesen«, schrieb ein Herr aus Hamburg. »Bei so viel Verachtung von Kundenwünschen muß man sich fragen, ob es nicht auch ohne die Produkte aus dem Hause Nestlé geht«, ereiferte sich eine Dame aus Ahrensburg. Einige Mütter hatten gar ihre Boykottdrohung ganz persönlich adressiert, sie wollten Maggi, Alete & Co meiden, »solange der Mensch da sitzt«, berichtet die zuständige Leserbriefredakteurin des Magazins *stern*.

»Der Mensch da«, das ist Helmut Maucher, damals Chef des Hauses Nestlé, dem weltgrößten Nahrungsmittelkonzern. Der hatte Ende 1996 der Illustrierten ein Interview gegeben – und geballten Zorn auf sich gezogen. Nun, da einmal nicht ein Etikettendichter oder ein Reklameregisseur sich mit aufwendig zurechtgereimten Worten ans Käufervolk wandte, sondern der Firmenlenker selber im Klartext, da klangen die Botschaften plötzlich viel unmißverständlicher.

Gentechnologie? »Gentechnologie ist wichtig, dazu stehen wir. Nestlé wird weltweit nicht darauf verzichten – auch in Deutschland nicht. Darauf können Sie sich verlassen«, sprach der Boss in dankenswerter Deutlichkeit. Selbst genmanipulierte Babynahrung der Haus-Marke Alete werde wohl kommen: »Das schließe ich langfristig nicht aus.« Die Vorteile lägen klar auf der Hand, meinte Maucher: Die Produkte wurden »haltbarer«, und speziell bei Soja könne »durch Klonierung der trockene Geschmack im Mund beseitigt werden.«

Für derlei unbestreitbare Vorzüge ist eigentlich jede Forschungs-Milliarde gut angelegt, sollte man meinen. Indessen: Das Publikum ließ sich nicht überzeugen. Schlimmer noch: Auch Mauchers Menschenbild, seine Haltung in sozialen Fragen, nahm viele Leser nicht für Nestlé ein. Denn der Boss äußerte sich ein bißchen »provozierend«, wie er selbst sagte. »In unserer Gesellschaft«, verkündete er kühl, gebe es »einen gewissen Prozentsatz an Wohlstandsmüll«, also »Leute, die entweder keinen Antrieb haben zu arbeiten, halb krank oder müde sind, die das System einfach ausnützen«.

»So reden Konzernlenker, denen nichts mehr einfällt«, kritisierte ein *stern*-Leser aus Kerpen das »völlig abgehobene Weltbild des Nestlé-Chefs« aus der schönen Schweiz: »So reden Unternehmer, die ihre Gewinne dort versteuern, wo es am billigsten ist, und dort leben, wo es am schönsten ist.«

Vielleicht hat sich Maucher, bis Juni 1997 der Chef beim Schweizer Food-Multi, wirklich ein bißchen von seiner Kundschaft entfernt. Womöglich leben auch seine Kollegen Konzernlenker in einer gewissen Distanz zum zahlenden Publikum, hoch droben in den Top-Etagen, weit über dem Boden der Wirklichkeit. Auch in den weichen Polstern der wohltemperierten VIP-Lounges auf internationalen Flughäfen sind die Wirtschaftskapitäne ja meist unter sich, treffen dort allenfalls auf einen durchreisenden Politiker und ganz selten nur auf Kundschaft.

Hier könnte eine der Ursachen für die Krise des industriellen Nährstands liegen. Offenbar hat sich die Branche langsam, aber unaufhaltsam von der Zielgruppe entfernt. Auch die Herren und Damen in den weißen Kitteln, die in wohlabgeschotteten Labors an neuen, tollen Technologien forschen, haben vermutlich den Kontakt zur Realität verloren. Sie finden es schon ganz normal, wenn dressierte Bakterien Süßstoff spucken oder Schimmelpilze die Säure für die Cola ausscheiden, und wundern sich sehr, daß Laien das unappetitlich finden. Nicht ungesund, einfach nur unästhetisch. Eklig.

Immerhin: Die Herren aus der Industrie haben Verständnis, wenn Laien unvernünftige Ängste hegen. Sogar der gescholtene Herr Maucher hat Verständnis, sagte er im Sommer 1996 zu zwei Herren des Wochenblattes *Die Zeit*, die ihn darauf angesprochen hatten, daß »die Menschen verängstigt reagieren«, weil »die industriellen Herstellungsverfahren doch für viele nicht mehr zu durchschauen« seien.

»Sie haben recht«, räumte der damalige Nestlé-Chef ein. »Die Dinge sind anonymer geworden. Atomenergie kann ich nicht mehr erklären, ebensowenig die moderne Landwirtschaft. Alles ist komplizierter geworden, und das jagt den Menschen Ängste ein.«

Er nennt die Atomenergie in einem Atemzug mit der moderneren Landwirtschaft? Was hat denn das miteinander zu tun, fragt sich der Mensch, der, reklamegläubig, der Meinung nachhängt, für die Erzeugung der Lebensmittel sei ein Landwirt zuständig, auf einem Bauernhof, und das sei etwas anderes, zumindest etwas einfacheres als ein Atomkraftwerk. Vielleicht haben die Food-Technologen versäumt, rechtzeitig realistische Spots zu versenden, mit schönen Giftsprühnebeln, bei Gegenlicht im Weinberg, oder den gehbehinderten Schweinen, die für billige Kotelettmassen und schwere Schinkenberge sorgen. Sie hätten die Werbefilme der Hersteller von Kükenquälanlagen, die diese ihren Kunden aus der »Geflügelproduktion« (Fachjargon) vorführen und in denen irritierte, frisch geschlüpfte gelbe Hühnchen ungläubig staunend übers Fließband rutschen in die unschöne Welt, lieber gleich im Fernsehen zeigen sollen. Vielleicht hingen dann die Verbraucher nicht mehr jenem irrationalen Idyll nach, das es ihnen so schwer macht, den modernen, gentechnischen Produktionsmethoden zu folgen.

So aber reagieren die Verbraucher schockiert, sie wenden

sich mit Grausen. Über 80 Prozent der Verbraucher haben kein uneingeschränktes Vertrauen mehr in die Nahrungsmittel, so ergab eine Umfrage der Bundesforschungsanstalt für Ernährung im Herbst 1996. Jeder vierte der Befragten konnte kein einziges Lebensmittel nennen, das unter Gesundheitsgesichtspunkten als unbedenklich erscheine. Ein dramatisch schlechtes Zeugnis für die Branche, die den Menschen Lebensnotwendiges liefert: die Nahrung, das tägliche Brot. Und ein schlechtes Zeugnis für die Politiker, die sich selbst und willentlich aus der Verantwortung für die Kontrolle der Lebensmittel verabschiedet haben und sie an Gremien wie die beim Codex Alimentarius übertrugen, die irgendwo auf der Welt zwischen Manila und Toronto unter Ausschluß der Öffentlichkeit ihre Entscheidungen treffen.

Der »Putsch der Nahrungsmittelgiganten« und die damit aufgerichtete »Geschmacksdiktatur«, gegen die Wolfram Siebeck wettert, Deutschlands Magenhüter Nummer eins, war darum vielleicht doch eher eine schleichende Machtergreifung unter tatkräftiger Beteiligung der Volksvertreter.

Mittlerweile allerdings galoppiert die Gegenrevolution.

Denn die Geschmacksdiktaturen haben ihre eigene Machtbasis ausgehöhlt. Julius Maggi und sein Kollege Carl Knorr hatten ja unübersehbare Verdienste um die Volksernährung erworben: Sie lieferten den darbenden Massen, den Malochern und verzweifelten Müttern preiswerte, schnell zuzubereitende Nährstoffe. Ein Beitrag von unschätzbarem Wert zur Verbesserung des mühsamen Daseins der Werktätigen.

Heute liefern sie vornehmlich: überflüssigen Luxus. Denn einen Vierzehn-Stunden-Tag, der keine Zeit für Küchenfreuden läßt, kennen heute nur noch die Führungskräfte in Politik und Wirtschaft. Die meisten anderen aber leben in der 35-Stunden-Woche. In der Freizeitgesellschaft mit flächendeckender Kühlschrankversorgung gibt es eigentlich keinen Bedarf für Tütenware und Dosenkost. Zumal diese noch erheblich teurer ist als selbstgekochte Genüsse.

Selbst der Discount-König Aldi ist, gemessen an Selbstge-kochtem, luxuriös teuer. Zum Beispiel bei Spaghetti Bolo-gnese: Aldi-Spaghetti und »Fix für Spaghetti Bolognese« der Aldi-Marke »Lachende Köchin« kostet mit Aldi-Material ex-akt 1,18 Mark. Billiger ist es selbstgemacht nach italienischen Rezepten: 1 Mark (Hackfleisch kommt jeweils noch dazu.) Vier Portionen Kartoffelpüree kosten aus dem Aldi-Beutel, inklusive extra zu kaufender Milch, 2,10 Mark – selbstge-macht 1,60. Und auch die Knorr-Hühnersuppe aus der Tüte für 1,49 Mark ist eigentlich totaler Luxus. Denn selbst die Mixtur aus ein paar Gramm Huhn und den bekannten Ge-schmacks-Illusionisten kann durch Hausgemachtes preislich unterboten werden. Man nehme ein halbes Suppenhuhn, mit zehn Mark schön teuer, und Suppengrün für 1,50 Mark. Das ergibt nicht nur Suppe, sondern hernach noch ein prima Fri-kassee. Macht zusammen, inklusive Sahne, Gemüse, Reis fürs Frikassee, exakt 5 Mark, auf Fabrikportionen umgerechnet. Die Suppe von Knorr hingegen plus Aldis »Hühnerfrikassee mit Reis und Leipziger Allerlei« kostet mehr: 5,08 Mark (Wer vor einem Quäl-Gockel aus dem Supermarkt nicht zurück-schreckt, unterbietet Aldi/Knorr sogar fast um die Hälfte).

Solche Preisvergleiche, bislang Passion kniebiger Volks-stämme wie etwa der Schwaben, kommen mittlerweile auch andernorts in Mode – zur Erhellung von Mißverhältnissen im industriellen Alltag. Das Magazin der *Süddeutschen Zeitung* etwa veranstaltete im Februar 1997 solche komparativen Studien. Preisfrage: Ist alles, was billig ist, auch recht? Als Musterbeispiel diente: Das Quäl-Huhn für 2,97 Mark. »Un-faßbar«, staunte das Magazin: »Eine Stunde im Parkhaus ist teurer«. Und wandte sich dem armen Huhn näher zu: »Wie muß sich denn ein tiefgefrorenes Huhn vorkommen, das nicht mal drei Mark kostet? War sein Leben gar nichts wert?« Der Autor kam darob ins Philosophieren. Denn das Huhn steht nicht allein in seiner Billigst-Existenz, wie der Autor beim Metzger erfuhr: »Ich jedenfalls kam unlängst ein wenig irritiert vom Metzger zurück. Ich sollte Zutaten für eine Knöcherlsülze abholen, so wurde mir gesagt. Die Zutaten waren Schweinsfüße, mit allem noch dran. Eine ganze Tüte voll. Der Metzger rechnete eine Zeit auf seinem Zettel, bis er sagte, was die Füße kosten. Na, was schätzen Sie? 72 Pfennig.«

Vom Schweinsfuß kam der Mann aufs große Ganze: »Die Krise der Landwirtschaft erklärt sich auf diese Weise: Wie soll es noch rentabel sein, Tiere zu halten, wenn etwa ein gefrorenes Huhn für 2,97 Mark in den Gefriertruhen der Kaufhäuser liegt? Wenn ein Ei zwanzig Pfennig kostet und ein Liter Milch eine Mark? Ein Sonntagsbraten für 12 Mark?«

Absurd. Wir lesen nicht weiter, wollen den Irrsinn fliehen. Wir lenken uns ab und gehen ins Kino. Eintritt: 15 Mark. Das Bier dort: 6 Mark. Ein kleiner Berg Knabberchipszeug: 5 Mark.

Auch für ganz seltsame Sachen haben die Leute offenbar massenhaft Geld übrig. Ein batteriebetriebener Turbo-Lutscher der Marke »Chupa Chups« (Slogan: »Für die Ultrafaulen das ultrageile Leckvergnügen«) kostet 5 Mark. 1994 eingeführt, startete der Motor-Lolly zum Top-Seller. »Frage nicht nach dem Sinn, frage nach dem Erfolg«, sagt die Deutschland-Geschäftsführerin der spanischen Firma Chupa Chups, die in 150 Ländern der Erde von den Osterinseln über Somalia bis China ihre turboteuren Naschsachen verkauft, vor allem an die sechs- bis 17jährigen.

Allein in Deutschland lutschten sie 350 Millionen dieser Chupa-Lollies jährlich weg; selbst die Kosmonauten auf der Raumstation Mir schleckten an den süßen Dingern.

Die Älteren aber, so von Zwanzig an aufwärts, lassen sich von Motorlutschern und dergleichen nicht mehr so recht beeindrucken. Immer mehr Leute fragen mittlerweile sogar nach dem Sinn. Der Chef des schweizerischen Migros-Konzerns etwa meinte anläßlich der Präsentation seiner Bilanz im März 1997, weltweit entstehe ein »Markt der Moral«, in dem es beispielsweise um artgerechte Tierhaltung oder auch menschenfreundliche Arbeitsbedingungen gehe. Und es gebe immer mehr Kunden, die bereit seien, für ökologisch oder unter fairen sozialen Bedingungen hergestellte Güter mehr zu bezahlen.

So läuft der Trend: Auch der Chef von Unilever, der Holländer Morris Tabaksblat, versicherte in einem Interview mit der *Wirtschaftswoche*, sein Konzern werde sich den gestiegenen moralischen Ansprüchen entsprechend verhalten: »Ganz einfach: Wir betrügen nicht, wir bestechen nicht, unser Lehrmeister ist der Konsument.«

Unilever will jetzt, so verkündete der Konzern Anfang 1997, seine Gen-Erzeugnisse kennzeichnen, Nestlé nach Protesten ebenso.

Und: Der Bio-Anteil soll steigen. Denn immer mehr Menschen sehnen sich nach natürlichem Geschmack, immer mehr Menschen wollen glückliche Hühner kaufen und die Eier von diesen. Immer mehr Kunden auch zahlen lieber fünf Mark für einen kleinen Bio-Blumenkohl als für einen billigen, düngerhaft aufgepumpten ohne Geschmack. In Österreich und Dänemark liegt der Bio-Anteil in Supermärkten schon bei 20 Prozent. Immer mehr Esser fliehen die synthetischen Illusionen, freuen sich über die Wiederkehr des Wohlgeschmacks. Denn »Bio« gehört, wie Antonius Nienhaus sagt, bis 1997 Geschäftsführer der Centralen Marketing-Gesellschaft der deutschen Agrarwirtschaft, zu den »Megatrends« der Zukunft. Auf drei Milliarden Mark wird das Marktvolumen allein in Deutschland geschätzt.

Auch der weltgrößte Nahrungsmittelkonzern will teilhaben. Schon hat er seine Einkäufer ausgesandt, nach Bio-Waren zu spähen.

Einer dieser Nestlé-Leute reiste im November 1996 nach Paris. Dort waren alle Welt-Neuheiten an Lebensmittel-Zutaten zu sehen, bei der Messe »Food Ingredients«. Fruchtpürees, pulverisierter Hummer, PUFAs aus Algen, Gummistaub aus dem Sudan.

Der freundliche Schweizer von Nestlé interessierte sich dafür allerdings nicht. »Ich bin nur wegen Bio da«, sagt der Mann, und hält an einem Ausstellungsstand inne. »Red Star BioProducts« steht in roten Lettern drüber. Der Nestlé-Mann sieht sich die Sachen an. Weiße Dosen sind da aufgetürmt, »NOVA Plus 4525 Roast Beef« oder »PROTEX 2139 Rounded Chicken Character«. Der Nestlé-Mann spricht ein paar Minuten mit einem Angestellten der Firma.

Dann muß er seinen Irrtum einsehen. Red Star ist eine belgische Firma. Sie hat Filialen in England, Kanada, Singapur und den USA. Sie produziert Geschmacks-Ingredienzen, Aromen, Geschmacksverstärker. Zur Öko-Szene gehört sie nicht direkt, sie produziert mit Hilfe der Bio-Technologie. Nach kurzem Zwiegespräch am Stand hat das auch der Nestlé-Mann erfahren. Er geht weiter. Da will er nichts kaufen.

Bio. Biotechnologie, Gentechnologie. Es ist aber auch kompliziert alles. Kein Wunder, daß das selbst der Mann von Nestlé nicht auf Anhieb durchschauen kann.

Sie ist einfach ein bißchen verwirrend, unsere schöne neue Welt des Essens.

14. Literatur

Aufgeführt sind nur solche Aufsätze und Monographien, die im Text ausführlicher referiert werden.

Jean Anthème Brillat-Savarin: Physiologie des Geschmacks oder Betrachtungen über das höhere Tafelvergnügen. Ausgewählt, übersetzt und eingeleitet von Emil Ludwig mit Holzschnitten der Ausgabe von 1864. Insel Verlag 1979 (1913).

Constance Classen, David Howes, Anthony Synott: Aroma. The cultural history of smell. London and New York: Routledge, 1994.

Deutsche Medizinische Wochenschrift 32/1957. Schutz vor Gefährdung der Gesundheit durch Lebensmittelzusätze. Bericht über die internationale Entwicklung, die Konferenzen in Rom 1956 und Ascona 1957.

Eugen Droste: Speise(n)folgen und Speise(n)karten im historischen Kontext. In: Essen und Trinken in Mittelalter und Neuzeit. Vorträge eines interdisziplinären Symposions vcom 10. bis 13. Juni 1987 an der Justus-Liebig-Universität Gießen. Sigmaringen: Thorbecke, 1987.

Annelies Furtmayr-Schuh: Postmoderne Ernährung: Food-Design statt Eßkultur. Die moderne Nahrungsmittelproduktion und ihre verhängnisvollen Folgen. Stuttgart: TRIAS Thieme Hippokrates Enkie, 1993.

Jane Mathews: How to make effective advertising aimed at children. In: Glen Smith (Hg.): Children's Food. Marketing and innovation. London: Chapman & Hall, 1997.

Karl Heinz Ney: Lebensmittelaromen. Hamburg: Behr, 1987.

Udo Pollmer, Andrea Fock, Ulrike Gonder, Karin Haug: Prost Mahlzeit! Krank durch gesunde Ernährung. Köln: Kiepenheuer & Witsch, 1994.

Safe Food. Eating Wisely in a Risky World. Michael F. Jacobson, Ph. D. Lisa Y. Lefferts, Anne Witte Garland. Center for Science in the Public Interest. New York: Berkley Books, 1994.

Friedrichkarl Steurich: Kann eine Eierallergie eine verdeckte Fischallergie sein? In: Nahrungsmittel und Allergie. Herausgegeben von Brunello Wüthrich. München-Deisenhofen: Dustri-Verlag Karl Feistle, 1996.

Trendbüro. Matthias Horx, Peter Wippermann: Was ist Trendforschung? Düsseldorf: Econ, 1996.

Register

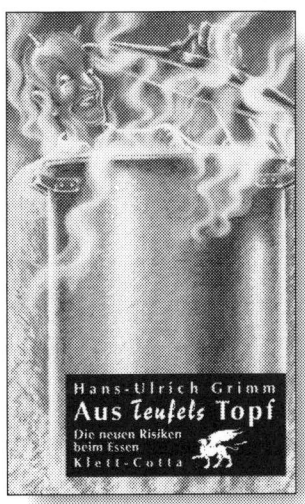
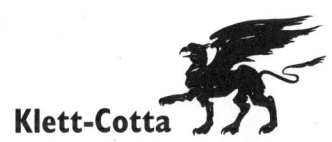